经方夜话

张立山 著

全国百佳图书出版单位

中国中医药出版社

·北京·

图书在版编目（CIP）数据

经方夜话 / 张立山著 . —北京：中国中医药出版社，2023.6
ISBN 978-7-5132-8102-7

Ⅰ . ①经… Ⅱ . ①张… Ⅲ . ①经方－汇编 Ⅳ . ① R289.2

中国国家版本馆 CIP 数据核字（2023）第 058400 号

中国中医药出版社出版

北京经济技术开发区科创十三街 31 号院二区 8 号楼
邮政编码 100176
传真 010-64405721
山东润声印务有限公司印刷
各地新华书店经销

开本 710×1000 1/16 印张 11.25 字数 159 千字
2023 年 6 月第 1 版 2023 年 6 月第 1 次印刷
书号 ISBN 978 - 7 - 5132 - 8102 - 7

定价 48.00 元
网址 www.cptcm.com

服 务 热 线 010-64405510
购 书 热 线 010-89535836
维 权 打 假 010-64405753

微信服务号 zgzyycbs
微商城网址 https://kdt.im/LIdUGr
官 方 微 博 http://e.weibo.com/cptcm
天猫旗舰店网址 https://zgzyycbs.tmall.com

自　序

我记得 27 岁生日时写道"本命中事，投身岐黄。求技济民，六载寒窗"。自入岐黄门庭，至今日悬壶行医，概括起来，大致分三个阶段。

大学择医，投身岐黄。初入医门，阴阳五行，生克制化，如闻天书一般。为求考试过关，死记硬背，个中滋味颇感痛苦，我称之为"忍受中医阶段"。

后至大学二三年级，习《伤寒》，学《金匮》，听温病，随老师见习诊病，看老师用中医中药解决咳嗽、胃痛、皮疹等，中规中矩，确有实效，方觉中医确为实用之学，对中医有了些许感觉，我称之为"感受中医阶段"。

迨至研究生毕业，步入临床，初以荆防败毒散半剂退高热，小柴胡汤一剂止剧咳，后以青龙汤愈哮喘，奔豚汤定喘悸。凡此种种，亲身体味中医疗效之神奇，内心愉悦无法言说，我称之为"享受中医阶段"。

与有家学渊源者不同，我无幼承庭训之便，半路出家，医门一入深似海，诸子百家，总不知何处所宗。幸心静向学，大学期间跟随王庆国、裴永清等名师习《伤寒》，窥得刘渡舟老师一派伤寒妙义；研究生阶段师从武维屏教授，熟识柴胡剂等经方治疗咳喘病；工作后跟师冯世纶老师，得入胡希恕老师六经八纲门径。临证于经方颇多琢磨，提笔于经方颇多着墨。点滴积累，略有小得。

医院工作，诊务烦劳，最重实战。经方传承千载，被历代奉为圭臬，其方药简效优，不容置疑。故理论以《内经》为基，实践以经方为要，想来应当事半而功倍。故从业肺科，坚持执经方为矛，不断磨砺，多年下来，实感得心应手。以六经辨证拓展治疗杂病，亦常有意外之喜。故边临证，边记录，今将部分所想，整理出来，冒昧示丑，以期抛砖引玉。

杏林听雨二十年，夜伴青灯人未闲。
驽钝难明仲圣义，抛砖只为引群贤。

真诚期待和各位中医同道共同努力，弘扬祖国医学，提高临证技能，更好地为患者解除痛苦。

2023 年 2 月 8 日张立山于竹雨轩

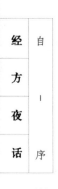

目　录

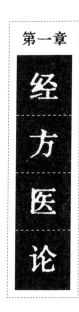

第一章

经方医论

第一节
六经八纲用经方，简洁精准功效彰

我个人临床上喜欢用经方，这可能是受了导师武维屏老师的影响，后来又跟随冯世纶老师学习胡希恕老的经方理论，所以临床上用经方相对多一些。谈到经方，可能大家都在用，每个人都有自己独到的见解，还有自己宝贵的经验，在此我想谈谈经方的思维方式。临床上怎么应用六经辨证去立法、处方，最后指导临床实践。

一、六经辨证

中医辨证有很多方法，包括脏腑辨证、气血津液辨证、经络辨证、八纲辨证、卫气营血辨证以及三焦辨证等，可能我们院校派的学生学得最多、用得最多的就是脏腑辨证。每一种辨证方法都有它的优点和不足，脏腑辨证在内伤杂病里面有很多的长处。

六经辨证呢？一般的学者认为六经辨证在外感病尤其是伤寒病的辨证方面，有自己的优势，当然也有些医家认为六经钤百病，清代就有医家提出这种说法，也就是用六经的理论，所有的疾病都可以辨证论治。

仁者见仁，智者见智。至于六经是否能钤百病，可能不同的学者有不同的看法。我个人看，如果把六经辨证单单局限于一个外感病，可能有失公允，如果说六经能涵盖所有疾病，可能又有点偏颇。六经辨证能够解决很多问题，但肯定有它的不足。不足之处，还可以用其他的辨证方法来补充。

有些同道把脏腑辨证、六经辨证用得都非常纯熟。那么对于不同的患者就可以采用不同的辨证方法，有的时候同一个患者我们可能有两套辨证方法，其实都可以得出相对类似的结论。可能不论用哪种辨证方法，只要用得纯熟得当，其实都是殊途同归的。

二、六经八纲理论

伤寒的学派也非常多。国内从近代到现代有各种不同的流派，每个学派的六经辨证方法也不尽相同。我个人接触相对多一点的，如我们北京中医药大学的刘渡舟老师，他是从标本中气还有脏腑经络来立论的。另外就是胡希恕老师这一派，是从六经八纲体系来立论的。其实这两套体系，各有各的优势。但是就简洁而言，我个人觉得胡希恕老的六经八纲体系更加简洁实用，如果是初学者，学起来更加简便，容易上手。

也许不是每个人都特别了解六经八纲理论，这里我简要地介绍一下。胡老的六经八纲理论是用八纲以统六经，以阴阳为纲，这与《内经》里所提到的"善诊者，察色按脉，先别阴阳"的道理是一致的。

这套理论把人体分为表、里、半表半里，在每一个病位，表、里、半表半里都有阴阳之分，那么三个部位，每一个部位都有阴阳的不同，这样就形成了六经。

在表的阳证，就是太阳病；在表的阴证，是少阴病；里阳证，就是阳明病；里阴证，是太阴病；半表半里的阳证，是少阳病；半表半里的阴证，是厥阴病。

通过这种分类方法，将八纲与六经融合在一起，我们通过辨证，便能很快地辨出病位、病性，这样比较简洁。

三、六经八纲辨证方法

（一）四诊信息收集

在进行六经八纲辨证之前，首先要进行四诊信息的收集。在临床上我们会遇到这样的情况，就是有些人理论很纯熟，讲起中医来头头是道，经典也很纯熟，但是未必能成为一个高水平的临床家。

这种情况从古至今都有，这可能跟每个人所擅长的方面有关，有些人擅长记忆，而不善于临床处理。所以要成为一名出色的中医师确实是很难的，难就难在我们从见到患者的那一刹那到最后的立法、处方，再到脑子里开出方子为止，都对每一个从业的中医师有非常高的要求。

如果老师把一些症状摘要都写在这里，好像我们每个人看上去可能都会有一些思路和方法，甚至有的时候我们把病案写出来考一考学生的时候，有一定水平的学生一看就知道，也会开方。但是如果不把病案写出来，让你从开始就接触患者，让你自己去问患者，自己去摸脉，你能不能辨证处方准确？不一定。

所以，做一名好的中医师，我觉得如何收集患者的信息，怎样抓到患者的关键症状体征，反映他病机实质的这些四诊资料，这是非常关键的。这不单单是靠理论的水平，更重要的是说不清楚的一种直觉力和洞察力。

不同的人可能有不同的能力，不同的职业有不同的习惯。比如说对于画家，他可能对事物的颜色、色调等很敏感；对于文学家，他可能对一些语言甚至情感非常敏感；对于一个中医医生而言，我们对患者的面色、神态等就得非常敏感。所以你的敏感度所在，也就是你职业的特性所在，也就决定了你能不能把这件事情做得水准非常高。

1. 问诊

对于好的中医医生而言，第一步，面对患者的时候，如何采集四诊资料，这是非常关键的。我个人觉得如果是采用六经辨证的方法，按照张仲景《伤寒杂病论》里的描述，在四诊中问诊和脉诊是非常重要的。各种辨证方法都要问诊，而六经辨证又有与其他辨证方法不同的问诊方式和侧重点。

在问诊患者的时候，可能问诊的目的就是如何把这个患者归到六经里面，所以我们会按照六经的提纲证进行问诊，这是一种方法。比如说太阳病，我们可以通过这个患者怕不怕冷，发不发热，有没有头痛、汗出、恶风等一些表现来判断；这个患者口苦与否，有没有咽干，嗓子痛不痛，吃饭怎样等来帮助判断少阳病；出汗与否，发不发热，大便是否干结，口渴与否，判断是否是阳明病。

所以，如果对六经很熟悉，经典背得很熟的话，我们在问患者的时候，可以有意识地问患者相关的情况，以确定他是病在六经的哪一经。

那么对初学者来说，可不可以按照我们学的十问歌来问呢？可以。十问歌应该涵盖得比较全了。"一问寒热二问汗，三问头身四问便，五问饮食六问胸，七聋八渴俱当辨，九问旧病十问因，再兼服药参机变，妇女尤必问经期，迟速闭崩皆可见，再添片语告儿科，天花麻疹全占验。"这个十问歌适合所有的辨证。然而六经辨证有不同于其他辨证的方面，因此我刚才提到的，如果从简洁而言，从六经提纲证入手，结合六经相关的典型症状，便于快速地分辨属于哪一经。

另外，由于六经辨证的关注点与脏腑辨证还有其他别的辨证方法不完全一致，所以这种辨证的方法本身还有自己的一些问诊特点。比如我治疗呼吸病，呼吸病里面碰到的痰饮病非常多，有非常多的饮证的征象。

比如很重要的一点，小便不利与否在六经辨证时要问得非常详细。其他方面，比如发病时辰，我们可能也要问。例如哮喘很容易在子时发作或者加重，我们会考虑这个时候是少阳胆经主令，可从少阳来论治。

记得1995年我治疗了一个内蒙古的患者，他的哮喘发作很有意思，每天凌晨一点钟发作，发作的时候要坐起来，躺不下，但是到凌晨四点钟就能缓解，早晨查房的时候肺里听诊干干净净，跟常人一样。那么我问清楚他发病时间的特点之后，又结合他面部抑郁，口干口苦，辨为少阳证，以柴胡剂论治，尤其是在恩师武维屏老师指导下，临睡前加服一包，采用截断疗法，症状当晚就得到了缓解。

还看过一个廊坊的女患者，我忘了是咳嗽半年还是多长时间，这个老人家咳得非常厉害，咳的时候脸红红的，眼睛也红。咳嗽是一种呛咳的方式，痰不是非常多，但很黏，大便也偏干。

这个患者先后用过黄芩泻白散、热咳验方、大柴胡汤，效果都不理想。她女儿每次陪她从廊坊赶来看病，我都有点不好意思，毕竟是外地的患者，大老远来，患者又是个老人家。后来仔细询问，每次咳嗽都是在下午四点钟特别厉害，都不敢进厨房。

那么结合这个特点，考虑是阳明主令，所以在大柴胡汤基础上合了白虎汤，1周之后患者咳嗽好了百分之八九十。所以从这个患者来看，我们在六经辨证的时候，问诊的同时对发病时间这方面也要特别关注，这可能在十问歌里面没有体现。

另外，经方方证是有病位的，所以一定要问病发的位置在哪儿，这方面我们可能也要问得非常细致！比如半夏厚朴汤证，"妇人咽中如有炙脔，半夏厚朴汤主之"，张仲景说得非常清楚，半夏厚朴汤证的病位就在咽喉。如果有人说咳嗽咳痰，上来就用半夏厚朴汤，恐怕是不太合适的。

有的人就可能是在气道这块有痰，嗓子没有问题，这时候恐怕不是半夏厚朴汤证。像栀子豉汤证，仲景描述的症状很多，烦热，胸中窒，心中结痛等，它的病位应该是在气道或者食道、膈上这个部位。如果这个部位偏上或者是在咽喉部，应该不是栀子豉汤证。所以病位在哪儿，要问得非常清晰，因为很多经方方证都有明确的定位。

再例如葛根汤证，项背强几几，患者说我脖子后边不舒服，老是这个位置发紧。紧在哪儿？我们要进一步追问。这可能就是经方方证的特点，能问出它的部位所在。比如说疼痛，那疼痛在哪儿？胁痛，胁痛在哪儿？是双侧还是单侧？如果是单侧，我们马上会想到除了柴胡证之外，是否是胁下偏痛的大黄附子汤证。

当然还要结合其他症状，进一步明确是否是大黄附子汤证。不管如何，经方方证是有病位的，问诊的时候一定要详细问病位，最痛苦的部位是在哪里。

2. 切诊

四诊中切诊包括切脉，在六经辨证中是非常重要的。首先，定六经需要脉象，比如，"太阳病，脉浮，头项强痛而恶寒"，"少阴病，脉微细，但欲寐"，六经病在提纲证里面都明确地提到了脉象，用脉来定六经。其次脉可以定方证。比如，"咳而脉浮者，厚朴麻黄汤主之。脉沉者，泽漆汤主之"。

都是咳嗽，为什么选择不同的方剂？就是由于脉的浮与沉。再次脉可以定转归。比如"脉若静者，为不传。颇欲吐，若躁烦，脉数急者，为传也"。能不能传变，是根据脉来判断的。最后脉可以定生死，比如说"脉弦者生，涩者死"。这当然也属转归预后的一种。

对于脉象的诊断，可能每个人的水平不同，诊出的脉象也会有差异。我们可以根据张仲景所描述的，将脉象分为几大类。脉当取太过与不及，把大类分清楚，浮、沉、迟、数、虚、实，这些能分清楚，至少大的方向应该不会错。因此我们应用经方的时候，脉诊不能忽视，不能说完全看症状反应而将脉诊放在一边。

举例，我在用瓜蒌薤白剂的时候，仲景提到了"寸口脉沉而迟，关上小紧数"。所以瓜蒌薤白剂方证的脉象，尤其是瓜蒌薤白白酒汤证的脉象应该是"寸脉沉，关上紧"，这是该方证的经典脉象。临床上按照这种脉象去应用，效果非常理想。而我在应用厚朴麻黄汤的时候，完全遵照仲景的脉象，要有咳喘的特点，脉象是浮，浮滑也好，浮紧也好，这样应用我觉得效果是非常好的。

切诊除了切脉，还有按腹。《伤寒论》描述的心下石硬、心下痞等，都是要做腹诊的，因此我现在在临床上有条件时要去摸腹部。比如说小陷胸证，就有按之则痛的特点，根据腹诊可以提高诊断的准确率和用方的有效率。

在我们医院病房，我碰到一个会诊患者。这个人是脑中风后遗症，又出现心功能不全、肺部感染，发热、喉咙痰声辘辘、面赤、汗出但热不退。最后一问，大便不畅，摸摸肚子，少腹部有一个条索样的东西，按之痛。舌也是偏暗的，最后用了大柴胡汤合桃核承气汤。大便泻下之后，热势就退掉了，再切腹部，条索状物没有了。所以有些瘀血证的判断，比如少腹急结，可能通过这种按腹的方法更直接。

像桃核承气汤证、桂枝茯苓丸证这些瘀血证，能不能通过症状问出来，或者舌下是不是一定紫暗？都不一定。那么在腹诊时可能会给我们多提供一些信息，提高我们应用这些方子的准确率。

3. 望诊

除了问诊和脉诊非常重要以外，其他的诊断方法也要兼顾。望诊、闻诊在张仲景的书里也同样有提到，只不过后世医家可能关注度不够。比如说望诊，望而知之谓之神，那么这个患者一进来，我们一跟他打交道，就知道这个患者是什么样的。比如我们一看进来的患者表现为肝郁的面容，面色阴沉，脸色发青，甚至一说话就多疑，这就会给我们一个印象，这样的患者是不是一个少阳证？

仲景在《金匮要略》里面描述了鼻头色青，腹中痛，苦冷者死；鼻头色黑者，有水气；色鲜明者，有留饮等。呼吸科接触咳喘患者很多，患者来了以后，别的不好望，但是面部还是能一眼就望到的，确实有很多鼻头颜色很鲜明，或者有很多患者鼻部的一些毛孔很粗大，有一些黑点，这些患者是有痰饮的。

过去黄煌先生提到的"半夏眼"，浓眉大眼，眼睛很亮，眼神灵动而飘忽，眼睛眨得很快，这样的人会不会容易出现半夏厚朴汤证？根据我们临床的观察，确有一定的道理。还有少阴病患者，脉微细，但欲寐，这不一定是患者说出来他想睡觉，而是有的患者来了以后你看他精神非常差，甚至在就诊的时候语声低微，摸着脉的时候他打盹，这就是但欲寐的表现，通过望诊也可以望而知之。

在《伤寒论》里面，描述舌苔、舌象的很少，现在我们往往都望舌，尽管《伤寒论》里没有提到舌诊，但我们也可以借鉴来补充，比如说半夏泻心汤证、生姜泻心汤证的舌苔，往往腻苔很多。

4. 闻诊

闻诊在《金匮要略》里也提到了，"语声暗暗然不彻者，心膈间病，语声啾啾然细而长者，头中病"。有些痰饮病患者，走进诊室以后，说话的声音嘶哑，声音闷，不畅快，不透亮，往往就是内有痰饮的表现。

（二）六经八纲思维方式

收集四诊信息之后，就进入辨证阶段，下面跟大家交流一下六经辨证的思维方法，也就是说从六经八纲体系怎么样去分析一个患者。

1. 辨证思路及注意事项

来了一个患者，我们通过望闻问切四诊收集信息之后，尤其是根据他的六经提纲证的一些症状，可以分清楚八纲，这个患者的阴阳表里寒热虚实。那么根据六经提纲证的症状表现，判断他到底归到哪一经，这方面我想应该不是非常困难。那么有了六经归属之后，这个患者的病性病位就相对清楚了。

这时候就进入比较难的一步了，如何去选方，也就是如何去辨方证。很多医家，包括胡希恕、刘渡舟老师都说，方证辨证是辨证论治的尖端，我个人也非常同意这种看法。比如说外邪里饮证，也就是太阳与太阴合病，符合的方子非常多，像射干麻黄汤、半夏厚朴汤、小青龙汤都是太阳太阴合病之方，你到底选哪个方子，这是真正考验医生的时候。

那么六经辨证之后，又辨清了方证，这时候我们基本的方子就出来了吗？还不完全，还需要根据患者的情况进行适当的加减变化，这时候又涉及药证的问题。也就是说，当张仲景的原方不能满足这个患者，我们就要进行适当的加减，加减就涉及药物的取与舍，为什么取这个药，为什么舍那个药，就涉及药物的作用、药证的分析。

方子和药证这些都辨清楚了，这个处方就开完了，整个辨证思路也就基本结束了，剩下的就是嘱咐患者如何调护、如何煎服等。

辨六经也好，辨方证也好，在这个思维过程中，我想提几个注意的事项。

第一，表证往往容易被忽略。表证有比较典型的头痛、发热、汗出、恶风、身痛、恶寒，如果是具备这些症状，大家一看就知道是表证；但也有一些不典型的，比如说关节疼痛、身上的皮疹等，这些往往容易被忽略，但这也是表证的表现。

第二，就是半表半里证的辨别。有的人可能认为半表半里证不太好辨，涵盖的病种非常多，这时候我们不妨采用胡老的方法。表证和里证容易判别，那么把表证和里证都排除之后就是半表半里证，采用这种排除法不失为一种简便的方法。

第三，是经过八纲六经辨证之后，分辨出了六经，还要进一步辨析兼夹证，也就是说，像痰饮、水湿、瘀血，这些到底归于哪一经呢？有时候不一定就归在一经，这是气血津液方面的辨证。我们可以把这些作为六经的补充，在六经的基础上辨是不是夹湿、夹痰、夹饮、夹瘀。辨清了兼夹之后，六经的辨证就相对比较完整了。比如是个少阳夹饮证，我们可能会选用六味小柴胡汤或小青龙合小柴胡汤，这样就相对比较完全了。

2. 辨方证

下面我想重点探讨如何辨方证。因为在六经辨证过程中，从八纲到六经是相对比较简单的，那么辨清六经和兼夹之后如何选方，就是如何进行方证的辨证，有可能是最困难的一步。

（1）熟记经方组成及特点

如果要辨好经方方证，最基本的一条就是要熟记经方的组成。如果这个方子有哪些药你都不清楚，那就谈不上辨方证了。不单单是药物组成要记清，药物的剂量也一定要了然于胸。这方面我建议大家可以背一背陈修园先生的《长沙方歌括》和《金匮方歌括》。

除此之外，每个方子的组方特点要非常清晰，比如"咳逆上气，喉中水鸡声，射干麻黄汤主之"。那么射干麻黄汤方子有什么特点呢？为什么要选射干？本方是治疗饮证的，如我们所说的寒哮，本身就是一个寒饮证，那么一个寒饮证为什么选择偏凉性的射干这样一个药呢？方证的特点决定组方的特点。射干这个药物是偏于化痰散结，偏于利咽的，正好切合了射干麻黄汤证"咳逆上气，喉中水鸡声"，喉中有痰饮的这种互结，并且在大量用温药的基础上加入一味凉药，可能有反佐的意思。

再比如桂枝茯苓丸和桃核承气汤。桃核承气汤里有大黄、芒硝，是偏于阳明的。桂枝茯苓丸有苓桂剂的意思，有茯苓和桂枝，所以其方证可能是饮瘀互结，并且从药性来讲，我个人认为是偏于太阴的。这两个方子要经过药物组成以方测证，都是祛瘀的方剂，进一步区分它们各自的方证特点是什么。

（2）熟记经方条文

除了明确方子的组成、剂量、组方特点以外，还要熟读熟记，能够背诵《伤寒论》和《金匮要略》的条文，尤其是关于这个方子的条文。这样在应用这个方子的时候，才能一下反应过来。这个方子仲景当时是怎么说的，当患者叙述到有类似症状的时候，你就一下子能反应到是否是这个方子的适用范围。

之前我碰到一个老太太，有过敏性鼻炎，咳嗽、打喷嚏、流鼻涕，她描述得很清楚，说一着凉就咳嗽、打喷嚏、流鼻涕，气喘，胸闷，并且浑身哆嗦，怕冷。这个患者当时一下子就让我想到《金匮要略》的原文："膈上病痰，满喘咳吐，发则寒热，背痛腰疼，目泣自出，其人振振身瞤剧。"

老太太不可能按仲景原文说，但是说出来的症状跟条文描述的表现非常相似，就是个痰饮证。那么根据刘渡舟老师的意见，这个条文的症状可以用小青龙汤。我当时用了小青龙汤，二诊的时候，症状好转了百分之九十。假如我对这个条文不熟，那可能就不会一下选择出这么贴切的方子进行治疗。

（3）善于症状联想

除了熟悉方子、熟悉条文之外，还要善于对症状进行联想。在应用经方的时候，张仲景在条文里描述过这个方子适合什么样的症状，患者来的时候未必就能说出原文这个症状，而我们通过症状的联想，就会进一步把这个方子的用方范围扩大。

比如柴胡加龙骨牡蛎汤证，在仲景的原文里面并没有论述到治疗咳嗽喘的问题，但是我们可以通过它的症状"胸满烦惊"这个特点，胸满就是胸闷，换句话说就可能是呼吸困难。有呼吸困难就可以出现咳嗽。

再兼具其他的症状，比如这个患者烦惊，烦惊有什么特点？如果这个患者睡觉睡不好，多梦，或者噩梦纷纭，是不是和它类似呢？如果具备这些特点，又有口苦，我们会不会想到就用柴胡加龙骨牡蛎汤来治疗咳嗽，来治疗喘证？这种情况，临床我碰到过不止一例，应用柴胡加龙骨牡蛎汤效果非常好。

再比如说黄煌先生从小柴胡汤证的往来寒热，进一步联想到一些过敏症对于温度的冷热都非常敏感，那运用到咳嗽上也是如此。如有些人遇凉也咳嗽，遇热也咳嗽，考虑与往来寒热的特点有类似之处，就可以考虑是不是一个柴胡证。

此外像乌梅丸证描述的静而复时烦，很多人读到这几个字就会滑口而过，有的医家就发现某些疾病有的时候安静一会儿，突然又发作，这个特点和乌梅丸证的特点类似。当然，除了这个症状之外，我们还要结合他整体的症状以及舌脉来进一步甄别判定。

（4）进行病机对比

辨方证除了我们上面提到的背方子、背条文、症状联想，还要进行病机的对比。也就是在选方的时候，我们可以结合脏腑辨证来进一步进行病机的对比。

比如柴胡桂枝干姜汤证，我们碰到很多的柴胡桂枝干姜汤证并不是与仲景书中所说症状一样，有的时候差别比较大，但是我们从刘渡舟老的经验来看，他认为病机是胆热脾寒，典型症状就是口苦、便溏。

通过类似的病机对比，有可能进一步增加方证辨证的准确性。

（5）方证鉴别

除此之外，方证的鉴别也很重要。就像太阳与太阴合病的外邪里饮证，半夏厚朴汤、射干麻黄汤到底选哪一个？虽然说起来简单，但是临床上碰到这样的患者，有时候也是很困惑的。

半夏厚朴汤证是咽中如有炙脔，有痰，有异物感，吞之不下，吐之不出，很不容易出来。而射干麻黄汤证是喉中有水鸡声，嗓子也是有痰结，两个方子都属于太阳太阴合病之方，那么这两个方证如何鉴别呢？

一般来说，射干麻黄汤证咳嗽、喉中哮鸣较重，痰液黏滞的咽喉感觉可以有，但不如半夏厚朴汤证明显。两个方证是可以相互转化的，一些哮喘患者用了射干麻黄汤之后，哮喘、喉中水鸡声、喉中痰鸣明显减轻了，但可能还没完全去除，这时就会表现为感觉嗓子老有东西堵着，这时可能转成半夏厚朴汤证了。

另外像厚朴麻黄汤证和小青龙加石膏汤证，这两个方证也有很多类似的地方，那到底什么时候选择小青龙加石膏汤，什么时候选择厚朴麻黄汤呢？这些都是非常细微的地方。这些方证特点要仔细地鉴别，鉴别清楚后才能确保临床有的放矢。

3. 辨药证

最后就是辨药证，在辨方证之后还要进行加减，进行药证的鉴别。如何了解药证？我建议从仲景原书中了解。在加减的时候第一要想到仲景书中比较明确的药证，这样进行加减，更符合仲景加减方的规律。比如小便不利用茯苓，腹痛加芍药，咳嗽加干姜、五味子等，这都是仲景给我们示范过的，疗效应该是比较肯定的，所以我们可以遵照仲景方后注的加减法，来模仿仲景这种组方的变化。

如果是仲景没有论述过的药怎么办？我想可以参考《神农本草经》。比如说桔梗这个药，《神农本草经》上提到可以治疗胸胁痛如刀割，可以治疗胸胁痛，所以在胁痛的时候我们加药可以考虑加桔梗。

比如说《神农本草经》提到当归主咳逆上气，如果这个患者有夜咳、有瘀血咳，考虑有瘀血的时候，加什么药？那么多活血化瘀的药，可以选择当归，因为《神农本草经》上明确提到了当归能够治咳逆上气。当然有些药也可以根据后世医家的经验，包括个人的经验，这需要临床去不断验证。

第二节
表证尤需细甄别，表不解则病难解

我是搞呼吸病的，经常要接触表证，临床上发现很多与表证相关的一些问题，主要是不能识表，经常遇到表证误治导致的各种变证。

一部《伤寒论》，太阳病占了很大的篇幅，更多的是在讲变证与坏证。也就是说，在解表这方面经验和教训很多，仲景给我们列举了不少例子。

下面我想就表证问题谈谈个人的一点看法，内容分三部分：第一个是何为表不解；第二个是因何病难解；第三个是为何表不解。

一、何为表不解

表不解，简单地讲就是表证不解。表证不解在这里又涉及"什么是表证"，进一步涉及"什么是表"。"表"指的是体表、躯壳，也就是皮肤、肌肉、筋骨组成的躯壳，这个概念可能大家都很认同。

"表证"是什么？是症状反映在体表的证候。有一些症状反映在体表的部位，我们称之为"表证"。这里的表证，按照六经八纲学说又可分为表阳证和表阴证，表阳证又有表实和表虚之分，表实证有风寒束表，或者夹湿邪、饮邪，经典的表虚证就是桂枝汤证。

表阴证可能是胡希恕胡老学术的一个特色，将少阴病列为表阴证，因为有一些病既属阴证，又属表证，就是表阴证。提到表不解的时候，既包含了表实证的不解，也包含了表虚证的不解；既包含了表阳证的不解，又包含了表阴证的不解。这是一个相对广义的概念，不能单纯地认为就是一个表实不解。

二、因何病难解

那么为什么表不解就病难解呢？可能有这样几种情况。有些患者就是个单纯的表证，尽管他患病时间很长，隔了几年，甚至十几年，但是仔细辨一辨，主要还是表证，表证没有得到恰当地处理，迁延不愈，这样的话，表不解当然就病难解。

更多的情况是表里同病，比如表寒里热，比如说外邪里饮。到了表里同病之后，如果表证未解，那么里气难和，这个道理可能大家很清楚。如果先治里，忽视了表证，表证不去，那么病情迁延不愈，甚至会引邪入里，导致疾病缠绵难愈。

我们呼吸科的慢性咳嗽患者，大部分都是这样。很多小孩本来是个食积，食积以后体内有痰饮，痰饮可以化热，然后又外受风寒，这样胶结在一起。到了西医院，用一些抗生素或者是吃一些清热解毒药，多是苦寒的药物。表邪未去，反而引邪入内，所以导致小孩老是咳嗽。

伤了阳气之后甚至还出现了慢性咳嗽，甚至诱发哮喘。这种患者我们临床见到的不少，这是什么原因？不识表，因为西医没有表证的概念。

我还想提到的一个是表虚不解。我们说到表不解，常常会想到表有寒邪，寒邪不去，或者表有湿邪，湿邪未尽，而往往忽略了表虚，典型的表虚证大家都认识，"头痛，发热，汗出，恶风，鼻鸣，干呕"，是典型的桂枝汤证。

但是如果症状不典型的话，有些人没有脉浮，没有头痛，但是多汗、怕风，一吹风，身上就不舒服，一吹风就流清鼻涕，一吹风嗓子就痒痒、想咳嗽，在屋里不着风则没有症状，这样的表虚证往往会被忽略。在呼吸科，这种患者的表虚证如果不能很好地解决，他的疾病也缠绵难愈。

三、为何表不解

那么是什么原因造成的表不解呢？表证在大家看来是非常简单的啊，其在肌表，汗而发之，在肌表是最容易处理的，是什么原因导致解表这样困难呢？我想大概分这样几个方面。

第一，就是不识表证。不认识表证，那可能是表证不太典型。

第二，忽略了表虚证。表虚证我们刚才提到了。

第三，表证迁延难以识别。疾病迁延日久，有些表证确实症状非常不典型，医生没有识别清楚。

第四，虽识表证，方证偏离。虽然认识了是表证，知道是表证，但是方证没有对应好，所以导致表证迁延难愈。

最后，把表阴证误作为表阳证。如果阴阳颠倒了，那治疗肯定是南辕北辙。

（一）不识表证

不识表证，第一个原因就是表证不太典型，如果是典型的表证，大家都很清楚，当表证不是太典型时，这是容易被忽略的。

第二呢，容易受病程的影响，习惯性地认为表证病程都比较短，有些病了几个月，一两年，甚至十几年，医生就觉得这不是表证。病程容易影响我们的判断。

第三，受西医诊断的影响，一说这个患者是肺炎，或者是结肠炎，就肯定用清热解毒药，或者是肺纤维化，活动则喘就补虚了，补益脾肾。不识表证可能受这方面的影响。

最后，受脏腑辨证的影响。我们当今特别习惯于脏腑辨证，脏腑辨证很好，但适合的是内伤杂病。如果所有疾病辨证都从脏腑辨证入手，往往对表证容易忽视。

我们看一个病案：某女，55 岁，这是我 2011 年治疗的一个间质性肺炎患者，是河北的。主诉：呼吸困难憋气两年。在朝阳医院做的西医诊断，一直胸闷，呼吸困难，来诊的时候咳嗽痰白，手指关节及颈项疼痛无汗，口和，大便成形。

看我把症状写在这里，大家可能还会注意到，如果不写，单纯碰到这个患者，有的时候关注点往往是呼吸困难这么长时间，并且是间质性肺病，马上容易考虑是由于痰瘀互阻，还是脾肾气虚。

但是我们把症状写在这里，注意到手指关节、颈项疼痛，无汗，属表证，所以首诊我们就给她用了麻黄加术汤，二诊的时候给她加了炮附片。经过这样半个月的治疗之后，这个患者咳嗽憋气的症状好转了50%，痰量也明显减少，关节疼痛也减轻了，过去走路弯着腰，治疗半个月能挺起胸膛了。

这个患者的疗效当时也很让我惊讶，疗效的关键在哪里？可能就在于对表证的认识。西医没有表证的概念，一些中医同道可能受了西医诊断的影响，或是受了病程的影响，也没有辨出表证，所以导致过去该患者经过两年的治疗，胸闷憋气一直没有缓解。

再看一个患者：某女，57岁，这是2009年我治疗的一个发热10天的患者，在协和医院胸片诊断是左下肺炎，血象也高，静点了左氧氟沙星7天，仍然发热，并且白细胞总数降到 $1.5 \times 10^9/L$，不敢再输液了，后来通过我们医院的医生介绍来找我。

为什么搞成这样？因为西医没有表证的概念，西药对肺炎治疗，抗感染治疗是正确的，但是抗生素属于苦寒的药物，类似清热解毒的作用，没有解表的作用，所以这个患者表邪未解。

患者来的时候周身疼痛，恶寒，无汗，吃了百服宁两片，才稍微有点汗出，口干，不欲饮食，见食则呕恶，舌苔白腻，脉细弦滑，这个患者是个典型的太阳阳明少阳三阳合病，太阳病非常明显，所以我用了大青龙汤合小柴胡汤。

两剂后热就退了，整体病情都好起来了，复查血象也正常了，所以识表与解表在这位患者身上可以看出有多么关键。

再举一个患者，这是 2013 年来诊的患者，是江苏来北京打工的 32 岁女士，咳嗽 10 个月，在 307 医院拍了胸片，后来查肺功能气道激发试验阳性，诊断为咳嗽变异性哮喘，吃过西药的孟鲁司特钠、阿斯美，效果都不理想，也吃过中药，效果也不佳。来诊的时候，咳嗽有黄痰，量不多，鼻塞流黄涕，咽痛，气短胸闷，小便不利，舌尖红，苔薄黄，脉细弦。

这是表里合病，内有湿热，表有湿邪，鼻塞、流鼻涕属表证，所以首诊就给她用了麻杏苡甘汤合柴胡三仁汤，二诊的时候患者说吃了第四剂之后咳嗽就明显减轻，胸闷气短就缓解了。

经过追问，患者说 2008 年从江苏来北京的时候，每年夏季两条腿外侧会出湿疹。湿疹还是表证，表有湿邪，虽然首诊没有问出来，二诊时问出来了，更印证了表证的存在，所以解表在这个患者的治疗中起了很大作用。

下一个病案是我们医院的医生介绍的他同学的孩子，6 岁的女孩，咳嗽 1 个月，咽痒咳嗽，痰少色白，汗出，她遇风冷咳嗽明显，每天都要起荨麻疹，瘙痒，既往有荨麻疹病史好多年。从经方理论来看，很典型，身上起皮疹这是在表，患者咳嗽，汗出恶风，遇风就咳嗽，所以给她开了桂麻各半汤。

从皮疹入手，就用了这样一个原方，加了白蒺藜，将麻黄换成了荆芥、防风。二诊时患者的母亲说孩子 1 周没起皮疹了，也不瘙痒了，咳嗽明显减轻，后来又服用 6 剂就痊愈了。1 个多月的咳嗽，经方用这样几味药就解决问题了，可见关键是认识表证。

（二）忽视表虚证

第二种情况就是忽视表虚证。

表虚证不典型的时候，往往被大家忽视。

某个 18 岁的高三学生，学习有点紧张，是形体很胖的一个男孩，咳嗽 3 个多月，始于感冒之后，吃过很多抗生素，也吃过不少中成药，一直不好。

后来他妈妈陪同来诊：咳嗽、气道痒，怕冷，流清鼻涕，便溏，口干，舌淡红，苔薄白，脉细滑。

这是个典型的表虚证，天一凉就打喷嚏、流鼻涕、咳嗽，在屋里暖和点好一些。

这种表虚证不解决的话，患者可能在屋里没事，一出去就咳嗽。

所以我就开了桂枝加厚朴杏子汤的原方，7剂药之后咳嗽就缓解了，流鼻涕也缓解了，后来他妈妈自己来代替开了几剂药。

这个小孩本身脾虚，脾胃气弱，营卫不和，咳嗽3个多月，只要我们认清它是个表虚证，简单的药就能缓解病情。

某男，28岁，是山东的咳嗽变异性哮喘患者，有4年的病史，在齐鲁医院也治疗过，喷过激素，后来吃顺而宁（孟鲁司特钠），吃着就能控制，一停就犯，后来在当地吃中药半年不好，来北京求治。

初诊的时候我给他用了射干麻黄汤，效果不好。二诊再细问，咽中有痰，流清鼻涕，恶寒，汗出，怕风，那么考虑是表虚证了，换了半夏厚朴汤合桂枝汤原方，病情明显改善。后来患者回山东了，症状明显改善，他也不来北京了，打电话来咨询，中间通过电话调了几次方子，合玉屏风散，合了玉屏风散以后病情就一直非常稳定。

中间复诊过一两次，把西药全部停掉了，1年以后又来复诊，一直病情稳定，没有发作。后来让他中药也停了半年，也无症状。咳嗽变异性哮喘不容易治，能够取得这样的效果，关键是表虚证得到了解决。

（三）表证难以识别

第三种情况：有些患者的表证迁延，难以识别。

我们说的表证如果很典型，就很容易辨别，但是确实有些表证迁延时间很久，临床表现不典型，难以识别，甚至有一些是否属于表证，医家都是有争论的。

比如厚朴麻黄汤证到底有没有表证？我记得在大学的时候，教材里面提到《金匮要略》原文"咳而脉浮者，厚朴麻黄汤主之"，这个脉浮怎么解释，是表证吗？教材上是提到的是水饮，因为里饮的激荡，导致脉浮。

当时我就不太理解，因为中医诊断上写浮脉，没有提到里饮的问题，《濒湖脉诀》上也没有提到。"浮脉为阳表病居，迟风数热紧寒拘"，浮脉主表或主虚，但是很少人提到浮脉主里饮证，那么为什么在教材上，还有很多医家，都认为厚朴麻黄汤证的浮是主饮呢，我有点不太理解。

2015年1月26日我在夜门诊看了一个33岁的男性患者，咳嗽5年，反复咳嗽，逢冬即咳，一般是10月入冬就开始咳嗽，一直咳嗽到第二年二三月的春天。

他来诊的时候是1月，咳嗽很厉害，从2014年11月就开始咳嗽，没痰，咽中不利，遇冷则咳，二便正常，舌胖暗，苔薄黄，脉浮滑。

患者很年轻，症状也不多，考虑到他遇冷则咳，一般属于虚寒，没有痰，苔也不腻，好像是个单纯的虚寒，但是脉象是浮滑的，"滑脉为阳元气衰，痰生百病食生灾"，考虑他还是内有痰饮的问题。

那么浮脉呢，"浮脉为阳表病居"，脉浮应该是主表证，但是问了半天也没有发热呀，流鼻涕呀，这些都没有，身痛也没有。当时我还是想到了仲景的"咳而脉浮者，厚朴麻黄汤主之"，厚朴麻黄汤是化饮的，是可以主表的，这个患者形体也偏胖，咳而脉浮，内有痰饮，脉象见浮，和仲景描述的厚朴麻黄汤证甚为合拍。

所以我想了想，用厚朴麻黄汤试一试，当时就开了原方加了一味桔梗，1周后复诊，患者症状就明显改善了，基本没再咳嗽，嗓子不舒服这个症状也缓解了，脉象没有那么浮了，疗效那么好也出乎我个人的意料。

我又查了一些文献，确实很多医家认为厚朴麻黄汤证是有表证的。比如说喻昌先生在《医门法律》里提道："若咳而其脉亦浮，则外邪居多，全以外散为主。"王子接先生在《绛雪园古方选注》里面提道："厚朴麻黄汤，大小青龙之变方也，咳而上气出脉浮者，是外邪鼓动下焦之水气上逆。"

所以，厚朴麻黄汤证是有表证的，但是这个表证是如此的不典型，以至于我们很多医家都认为这个浮脉是由水饮所致。

再看一个2015年8月来诊的患者。患者姓周，52岁，咳嗽半年多了，感冒后咳嗽，在北大医院查过CT都没有问题，吃了抗生素、中成药、化痰药，仍然不好，来诊的时候咳嗽，痰色白，量少，质黏，气道不适，汗多，遇风冷则咳嗽明显，大便正常，小便可，口干，纳佳，手足心热，舌红，苔薄腻，脉浮滑。

这是我写的医案分析：始于外感咳嗽，迁延半年有余，西药频服而未效，什么原因？不识表证，虽病程半年但仍汗出恶风，脉浮，表证仍在，痰白脉滑，里饮仍存，口干、纳佳、手足心热者，阳明有热。此太阳太阴阳明合病，当予厚朴麻黄汤。

厚朴麻黄汤里面有石膏清里热，《金匮要略》有云"咳而脉浮者，厚朴麻黄汤主之"，所以此证正是厚朴麻黄汤所宜。就开了厚朴麻黄汤的原方，一味都没有加减，7剂，二诊时咳嗽好了90%，白天基本不咳嗽了。因此对于厚朴麻黄汤证，我认为是有表证的，至少是可以兼表证。

（四）方证不对应

第四种情况：虽识表证，方证不对应。

我们很多时候认识到有表证，但是方证不对应。胡希恕胡老一直在提"方证辨证是辨证论治的尖端"，一点也不错。尽管我们辨证准确了，但选方用药上出现了偏差，仍然不能解决问题，仍然会导致表证的迁延难愈。

我大学同学的一个同事是名西医医生，他5岁的儿子，一感冒发热血小板就降低，最低的时候可能降到10×10^9/L甚至以下，不敢给他用解热镇痛药，抗生素也不敢给用，每次都吃中药，吃中药不行就用地塞米松。

2014年12月以"发热1周"来诊，体温39℃，吃的中药是麻杏石甘汤加金银花、连翘这类，用药第二天体温稍微有点下降，降到38℃，两天后又上升到39℃，所以介绍来找我。

12月3日由父母陪同来就诊，当天的体温是39℃，体温初升的时候稍微有点怕冷，怕冷并不明显，来诊的时候是但热不寒，就是觉得身热，烦躁，无汗，口干、唇干不欲饮，不口苦，也不流鼻涕，身也不疼，面色黄，形体很瘦，大便正常，舌胖，苔薄白腻，脉细濡。

看孩子的舌脉，是湿热证。我想到了薛生白论述湿热证的"始恶寒，后但热不寒，舌白，口渴不引饮"，就和这个症状非常类似，所以断为湿热证，虽然高热 39℃，但是面色不红，因为湿为阴邪，热为阳邪，湿热合邪，虽体温高但面色不红，正是湿热之象，所以给他开了藿朴夏苓汤，频服。

第三天，我问我同学，得知这个患儿吃药之后，第二天出了一身疹子，疹出热退，后来热势就没有再起，反证湿热辨证是准确的。

外院医生最初辨证认识到了它是表证，但是以风热论治，麻杏石甘汤加金银花、连翘不能解决的原因在于没有辨出夹有湿邪。虽然认识了有表证，但是方证没有对应好。所以在表证当中要仔细辨证，要方证对应，才能够保证疾病迅速痊愈。

（五）表阴证误作表阳证

最后一种情况：表阴证误作表阳证。

表阴证是胡希恕老学术体系的一个特色，"病有发热恶寒者，发于阳也，无热恶寒者，发于阴也"，这个条文令我们区分了表证阴阳，有发热恶寒的是表阳证，无热恶寒的是表阴证。表阴证的少阴证，如果误作为表阳证来治疗，效果不会理想，南辕北辙，更伤阳气，甚至会加重病情，引邪入里。

我看过胡希恕老的一个医案：谭某，女，40 岁，1981 年 3 月 11 日就诊。去年 3 月哮喘，经服中西药不缓解，前医按三阳合病给她吃大柴胡汤合葛根汤加生石膏，这些都是发散的药，吃了 38 剂，1 个月也不见效。

来诊的时候症状是什么呢？白天不咳喘，但是有鼻塞，流涕，头疼，精神不佳，思睡，老想睡觉，背恶寒，晚上胸闷、喘息、喉中痰鸣，有少量白痰，口干不思饮，大便干，舌苔薄黄，脉弦细而沉。

我们看一看，精神不佳，思睡，"少阴之为病，脉微细，但欲寐"，阳气虚衰了，脉是沉细弦的，脉细是主里，是阴证，那么沉、弦有饮，所以胡老选择麻黄附子细辛汤，认定是一个表阴证，用麻黄附子细辛汤的原方。

上药服 3 剂鼻塞就明显好转，头痛减轻，渐增附子量至四钱，服药两个月喘平，随访 3 年未见复发。本来是一个表阴证，由于误治，误认为是个表阳证，吃了38剂药，效果仍然不好，并且有可能加重了。

来诊的时候，胡老首诊通过她的症状和舌脉，辨出表阴证，虽然有鼻塞、流涕、头疼等表证的征象，但是是阴证，不是表阳证，所以治疗上大有不同，换成了麻黄附子细辛汤。这么简单的几味药，这个患者的病情就得到了很好的解决。

因此，阴阳不能颠倒，《内经》上说"善诊者，察色按脉，先别阴阳"，在我们六经八纲里边也提到，这个八纲里边，阴阳是个总纲，要把它分清。

最后我们用一个"解表歌"为本章做一个小结：

医之妙，在识表，

医之巧，在解表，

不辨表实，邪气内扰，

忽略表虚，开门揖盗，

最可怕，阴阳颠倒，

表不解，病难了。

第三节
痰论虽少法已立，经方治痰效亦奇

痰是呼吸疾病最重要的病理产物，也是最重要的致病因素。如果想深刻认识呼吸疾病，提高呼吸疾病的中医治疗疗效，如何辨痰、治痰恐怕是非常重要的一环。尽管痰饮、水湿同出一源，但临床还应细辨，以下我仅就肺病辨痰治痰谈谈个人体会。

一、痰之产生

痰的产生，无外乎肺、脾、肾三脏功能失常，肺失通调，脾失转输，肾失蒸化，津液停聚而成。这里我还想强调一下肝的作用。我的恩师武维屏教授提倡从肝论治肺系疾病，重视郁痰的治疗。所谓郁痰，是由于肝气郁结，木不疏土，脾胃健运失司，痰浊内生，或脾土虚弱在先，导致肝失疏泄，土壅木郁，或肝木偏旺，木旺乘土，均可导致痰浊的生成。因此类痰浊生成与肝郁有关，故称郁痰。

二、痰邪为患的特点

痰浊内停，阻滞气机，肺失宣降，可致咳喘。"脾为生痰之源，肺为贮痰之器"，但肺为娇脏，受不得外来邪气及脏腑间浊气，因此痰贮于肺，必会引发咳嗽，机体会将痰咳咯而出。痰居气道之内，咳嗽之声多重浊，外形表现为痰液聚集成块，且咳痰量较湿邪作咳者量大。而饮证的痰多清稀易出，甚至落地成水，多兼有泡沫。

三、痰之分类证治

（一）痰之分类

"阴盛为饮阳盛痰，稠浊是热沫清寒，燥少粘连咳不易，湿多易出风掉眩"，《医宗金鉴》上这段关于痰的分类我觉得十分贴切。对于肺系疾病，学者常常分为寒痰、热痰，其中寒痰与饮殊难区别。痰较之饮，痰为阳，饮为阴。而痰本身可再分阴阳，痰浊为阴，痰热为阳。

痰浊较之寒痰为稠，但无痰热之热象，表现为痰白，质地稠浊，量多，易咳出，可伴见纳呆、便溏、腹胀等脾虚见症，舌胖，苔白腻，脉滑。而痰热一般痰黄或绿，质地黏稠，难以咳出，甚至痰中带血，伴见口渴、便秘、尿黄等热象，舌红，苔黄或黄腻，脉滑数或弦滑。

（二）痰之证治

1. 痰浊之治疗

《伤寒论》与《金匮要略》详于饮而略于痰，论治痰之方，经方之中皂荚丸是一个，《金匮要略》上说："咳逆上气，时时吐浊，但坐，不得眠，皂荚丸主之。"口吐浊痰，方中皂荚以涤痰去垢，佐以蜜丸枣膏兼顾脾胃，使痰除而不过伤正气。我在临床上多将猪牙皂与他方合用以化浊痰，疗效迅速。

曾治疗一老年女性患者，痰多咳嗽 10 年，于北京多家中西医三甲医院治疗而效果不彰，痰多，晚间平卧明显，痰白质稠，手足热，大便偏干。舌暗红，苔薄，脉寸关滑。开方半夏厚朴汤加猪牙皂 10g，服药 1 周而病去七分。猪牙皂有小毒，所以服药时间不要太长。

经方中另一明确为治痰之方的是桔梗白散，方中桔梗、巴豆、贝母，药力峻猛，且有毒性，我临证未曾应用过。此外能够作为治疗痰浊的方剂还有半夏厚朴汤，半夏厚朴汤在《金匮要略》中原文论述为"妇人咽中如有炙脔，半夏厚朴汤主之"，咽中炙脔，已成痰块样，这类患者确实可以咳出白色黏痰，但我个人觉得这个方子是痰湿饮兼治的方子。

治疗痰浊蕴肺，传统的方剂还有如教材上的二陈汤、三子养亲汤。两方各有特点，二陈汤为治痰之祖方，陈皮、半夏、茯苓燥湿化痰，临床很多治痰之方剂都是在此方基础上加减变化而成。只是按《太平惠民和剂局方》所载，二陈汤原方除了半夏、陈皮、茯苓、甘草外，还有乌梅和生姜，而当今医师多忽视此二味药物，二陈汤中用乌梅与仲景小青龙汤用白芍、五味子意义相似，均为酸味药物，可制约他药温燥之弊。

我在临床应用二陈汤原方（包含乌梅、生姜）效果良好，至于与去掉乌梅、生姜者疗效有无区别，尚缺乏一定样本量的临床对比研究。但从理论上看来，古人创立此方时用了乌梅和生姜肯定有其道理，应该引起重视。三子养亲汤白芥子、莱菔子和苏子善于豁痰降气，适用痰多壅盛于上的咳喘病。方中白芥子非常重要，该药药性猛烈，祛痰力强。

以前曾遇一男患者，咳嗽，痰多，色白，处方二陈汤合三子养亲汤，因惧白芥子燥烈，且患者痰黏稍有热象，而将其换为炒薏苡仁，1周后咳痰依旧，复诊的时候仔细辨证仍属于痰浊阻肺，将炒薏苡仁换回白芥子，1周后症状大减，痰近乎无。可见白芥子豁痰功巨。

此外，尚有痰湿一词。我认为，痰湿与痰浊相近，痰湿为痰与湿均有，更偏重于痰，为湿聚为痰之证，治疗可仿痰浊治法。

2. 痰热之治疗

（1）温胆汤

痰浊化热，而热象不重时，表现为痰黏，颜色淡黄，舌苔白腻微黄，此时不宜过用寒凉，恐伤脾胃而致痰旋去旋生。我个人常用温胆汤，方中既有二陈汤健脾化痰，又有竹茹清热和胃，治疗痰浊蕴热颇为贴切。

曾治疗一男性老年患者，患肺炎，经西医静脉抗感染治疗后，仍咳嗽咳痰，痰淡黄质黏，来诊的目的就是要祛痰，我给他开了柴芩温胆汤，服药半个月而症愈。

（2）苇茎汤

如果热象较重，痰热郁肺，咯痰色黄质黏，口渴便秘，此时清热化痰并重，我常用《千金》苇茎汤，这是《金匮要略》中的一张名方，方中芦根、薏苡仁清热化痰排脓，冬瓜子泄热化痰通便，桃仁活血化瘀，本方其实也是痰热湿热兼治之方。

（3）小陷胸汤

经方中经典治疗痰热证之方当推小陷胸汤，方中瓜蒌、半夏、黄连清热化痰的效果非常显著，如果有条文中心下不适的表现，尤其是按压心下不适的痰热患者，临床效果最好。我的恩师武维屏教授应用该方时，喜欢将黄连改为黄芩，这样黄芩、瓜蒌、半夏更偏清上焦肺热而化痰。

（4）桔梗汤

经方中治疗痰热证还有桔梗汤一方，该方出自《金匮要略·肺痿肺痈咳嗽上气病脉证治》，为治疗肺痈而设，"咳而胸满，振寒脉数，咽干不渴，时出浊唾腥臭，久久吐脓如米粥者，为肺痈，桔梗汤主之"，方中桔梗、甘草清热解毒，化痰排脓，治疗痰热证常与苇茎汤等方合用。

（5）宣白承气汤

痰热郁肺，一方面因肺与大肠相表里，易致肠腑不通，另一方面热邪伤津，肠道失润，往往兼有大便干燥，因此痰热郁肺时要注意通腑。临床若见咳喘气促，痰黄而黏，大便干结，右寸口脉滑大，宜选宣白承气汤化痰通腑。宣白承气汤出自《温病条辨》，原文说："喘促不宁，痰涎壅滞，右寸实大，肺气不降者，宣白承气汤主之。"方中组成有杏仁、石膏、大黄、瓜蒌，这是吴鞠通对仲景承气汤的发挥。

2010 年 12 月曾治疗一患者。杜某，男，68 岁，2010 年 12 月 13 日来诊。既往慢阻肺病，喘息咳嗽，面赤，痰黄，大便干结，腹满气促，口干，舌红，苔薄黄腻少津，脉滑，右寸为著。

处方：小承气汤合宣白承气汤。

杏仁 10g，生石膏 30g　生大黄 10g　枳实 10g

厚朴 6g　全瓜蒌 30g

3 剂咳喘明显减轻，大便畅，痰转白，质黏，再诊大黄改为 6g 去枳实、厚朴，加芦根 15g 以清热生津。如若痰热津伤，痰黏，难咳出，可处方贝母瓜蒌散清热化痰生津。

3. 燥痰之治疗

论到燥痰，外感凉燥治以杏苏散，温燥治以桑杏汤，内燥当以喻昌清燥救肺汤为代表，临床所见，温燥及燥热为多，其咳痰特点正如《医宗金鉴》所说"燥少粘连咳不易"，量少，质地黏稠，难以咳出。临床见到温燥犯肺，易夹肝火，因此常常桑杏汤与黄芩泻白散合用，外燥应当生津，桑杏汤中用梨皮、沙参，也可酌加芦根、天花粉等。

经方中麦门冬汤是治疗燥痰的一张名方，《金匮要略》原文提到"火逆上气，咽喉不利，止逆下气者，麦门冬汤主之"，方中麦门冬重用七升之多，与半夏配合，燥润相济，治疗咽喉有痰，粘连难咳，效果明显。我在临床用此方治疗慢性咳嗽、支气管哮喘均有很好的疗效。

与麦门冬汤类似，喻氏清燥救肺汤治疗气阴不足、虚火撞金的咳喘证屡有佳效。这种类型典型患者痰少而黏，舌红有裂，脉细而弦，有学者认为该方实为麻杏石甘汤之法，以桑叶易麻黄，是寒热不同的缘故；再合半个复脉汤，是气阴已虚的缘故，很有道理。

4. 虚痰之治疗

古人有"见痰休治痰"之说，张景岳有虚痰之论，其意义无非是不要只顾祛痰，而不顾根本，中医讲求治病必求于本。痰之产生，缘于正虚，若只知祛痰，不识培本，痰旋去旋生，永无宁日。

从脏腑而言，痰的生成，责之脾肾为多，尤其是脾，古人谓脾为生痰之源，又痰属阴邪，源于阳气不足。故脾肾阳气不足，是痰浊产生之根本。古方六君子汤、参苓白术散健脾益气，燥湿化痰，王道缓图之法，临床疗效肯定。我也曾用六君子汤治疗肺纤维化及支气管哮喘患者稳定期扶正固本，病情控制良好。若脾阳不足，也可依张仲景苓甘五味姜辛汤之温化法。

阳虚生痰，人所共知，概无疑议。阴虚生痰，鲜有道者。其实阴血不足，亦可致痰湿内生。其机制我专门撰写过文章"试论血虚水盛"加以探讨，水谷之精微不化津血，而转为痰湿，则阴血虚而痰湿盛。类渠中乏水，而污浊胶固，去除之法，灌水则污浊易去。故阴血不足之痰，养阴血则痰湿易除。

从张仲景之猪苓汤治疗阴虚水热，到当归芍药散之血虚水盛，再到后世张景岳金水六君煎之血虚痰盛，一脉相承，均证明阴血不足与痰湿内生密切相关，故遇此类患者我常选用当归芍药散或金水六君煎。

2018年10月22日我治疗一张姓男患，40岁。气喘10余年，曾于山西医科大学附属医院就诊，查肺功能，考虑哮喘，曾服中药治疗，效果不理想。就诊时气短，平卧缓解，偶有痰鸣，咳嗽，黄痰，量中等，大便正常，易溏，小便可，口和，睡眠时间短。舌淡暗，苔薄腻，齿痕，脉细滑尺沉。

脉细尺沉，精血不足，咳痰色黄，上有痰热，所以处方金水六君煎合当归贝母苦参丸养精血化痰湿，加桔梗、薏苡仁、败酱草清热化痰。

方药：

熟地黄24g　当归10g　陈皮10g　茯苓12g

清半夏10g　炙甘草6g　浙贝母10g　苦参6g

桔梗10g　炒薏苡仁18g　败酱草30g

14剂，免煎颗粒。

二诊：2018年11月5日，诉痰量减少明显，晚间咽热，气道热，无痰鸣，大便黑，成形，纳可，眠可，舌胖暗，苔薄腻，脉细尺弱，前方加乌贼骨30g，党参10g，麦冬15g，五味子10g，益气养阴，14剂，免煎颗粒。

三诊：2018年11月19日，气喘改善，既往气道不通，现较前通畅，晚间咽热，大便可，痰少色黄，舌暗，苔薄，脉细，前方麦冬改30g，14剂，免煎颗粒以巩固疗效。

5. 黏痰之治疗

中医的化痰方法较西医丰富很多，每一个医生都会面临痰黏难以咯出的问题，如何使黏痰易出，中医有很多办法。下面谈谈我的一点认识。

（1）清热使之稀

痰之黏者，多由乎热邪煎熬而致，因此撤去其热，釜底抽薪，则痰自变稀薄而易咯出，故清热之法成为治疗黏痰之首选。选用甘寒之芦根、苦寒之黄芩、咸寒之海蛤壳等，均有清热之功，而使热去痰稀。辛甘寒之石膏，经方常用它来治疗饮郁化热，胡希恕先生认为该药可清热解凝，用于治疗黏痰，亦有使痰液稀薄之效果。

（2）增液使之清

若由津血不足，燥邪内生，痰黏难咯，此时当滋阴润燥，则痰易变清稀，容易咯出。如麦冬、生地黄、枇杷叶、梨皮等。仲景之麦门冬汤，麦冬与半夏同用，即是开创了养阴增液、润燥化痰之法门。

（3）软坚使之薄

痰液黏稠，胶结难解，此时可用软坚散结之法，使黏痰变稀薄，从而容易咯出。因咸能软坚，故此类多咸味之品，如海蛤壳、海浮石、芒硝等。仲景所用治疗膈间支饮、心下痞坚之木防己去石膏加茯苓芒硝汤，芒硝软坚散结，此法被后世学用，创指迷茯苓丸，茯苓、芒硝合用治疗中脘停痰之肩臂疼痛，即以芒硝软坚化痰。

（4）凉润使之滑

采用凉润之品，使痰润滑而易出。如竹沥、瓜蒌、天花粉等。小陷胸汤中重用瓜蒌即有滑痰之效果。

总之，《伤寒杂病论》详于饮而略于痰，但也有不少治痰的方药，并且关于治痰之理法也基本齐备，后世学者在仲景所论基础上有不少有益的发挥，值得我们继承发扬。

第四节
水饮上凌致咳喘，理法方药经方全

　　《伤寒论》和《金匮要略》中有很多论及水饮方面的条文，在经方医学里，水饮也是非常重要的致病因素，水饮对于呼吸系统疾病非常重要，呼吸科医生几乎每天都在和水饮打交道。因此如何辨识水饮的存在，如何治疗水饮，临床上非常重要。下面仅根据《伤寒杂病论》的论述一起探析一下水饮的特点。

一、水饮证四诊特点

　　我想从望、闻、问、切四诊的信息来归纳《伤寒论》《金匮要略》对水饮的认识。

（一）望诊

　　参考刘渡舟老师的经验，结合《伤寒杂病论》原文，水饮证的望诊特点可分为以下几点。

1. 水色

　　水饮之色多见黑色。如《金匮要略》所云之木防己汤证为"膈间支饮，其人喘满，心下痞坚，面色黧黑"。

2. 水气

　　水饮之人多颜面虚浮，面色鲜泽，如《金匮要略》所言"色鲜明者有留饮""夫水病人，目下有卧蚕，面色鲜泽……"

3. 水斑

　　根据刘渡舟老师在《伤寒论临证指要》中所言，水饮患者头额、鼻柱、两颊、颌下的皮里肉外可显现黑斑。

4. 水舌

水饮患者多为脾弱阳虚，故多见舌体胖大，典型的舌苔为水滑苔，亦可有舌苔白腻者。

5. 水肿

水饮比较明显的患者可以见到颜面或肢体浮肿。

（二）闻诊

水饮为患，一些患者可以通过闻诊帮助辨识。

1. 水声

胃中振水音，或"水走肠间，沥沥有声"，即肠鸣之声，如"伤寒汗出，解之后，胃中不和，心下痞硬，干噫食臭，胁下有水气，腹中雷鸣，下利者，生姜泻心汤主之"，"谷不化，腹中雷鸣……甘草泻心汤主之"。

2. 水咳

水饮患者的咳嗽多咳声高亢，声音响亮，个别兼有痰浊者可出现咳声重浊。

3. 水喘

水饮射肺，呼吸困难，患者多呼吸急促，气粗声高。

4. 水鸡声

《金匮要略》中描述的"咳而上气，喉中水鸡声，射干麻黄汤主之"，为非常特异的水饮征象，也是射干麻黄汤方证的重要特征。

（三）问诊

水饮流动，变动不居，临床可出现很多症状。

1. 水咳

水饮上凌，出现咳嗽，这种咳嗽一般比较剧烈，甚至不能平卧，平卧则咳剧，遇寒加重，多伴有咳痰、气喘。

2. 水喘

与咳嗽机理相同，水饮患者可出现呼吸困难，轻症出现气短，如《金匮要略》所言"水停心下，甚者则悸，微者短气"。严重者可出现呼吸急促，如"膈间支饮，其人喘满，心下痞坚，面色黧黑"。

3. 水满

水饮内停，阻塞气机，出现满闷不适。根据部位不同，可出现：

胸满，如"胸痹，胸中气塞，短气，茯苓杏仁甘草汤主之，橘枳姜汤亦主之""支饮胸满者，厚朴大黄汤主之"。

胁满，如"心下有痰饮，胸胁支满，目眩，苓桂术甘汤主之""水在肝，胁下支满，嚏而痛"。

腹满，如"腹满，口舌干燥，此肠间有水气，己椒苈黄丸主之""石水，其脉自沉，外证腹满不喘"。

4. 水痞

水停心下，多见心下痞塞不适，如："卒呕吐，心下痞，膈间有水，眩悸者，小半夏加茯苓汤主之。"

"膈间支饮，其人喘满，心下痞坚，面色黧黑。"

"气分，心下坚，大如盘，边如旋杯，水饮所作，桂枝去芍药加麻黄附子细辛汤主之。"

"心下坚，大如盘，边如旋杯，水饮所作，枳术汤主之。"

5. 水逆（呕吐）

水饮内停，常出现呕吐之症，如：

"渴欲饮水，水入则吐者，名曰水逆，五苓散主之。"

"胃反，吐而渴欲饮水者，茯苓泽泻汤主之。"

"干呕吐逆，吐涎沫，半夏干姜散主之。"

"卒呕吐，心下痞，膈间有水，眩悸者，小半夏加茯苓汤主之。"

6. 水渴

水饮内蓄，阳气不化，津液不能上承，出现口渴。如：

"若脉浮，小便不利，微热，消渴者，五苓散主之。"

"发汗已，脉浮数，烦渴者，五苓散主之。"

"腹满，口舌干燥，此肠间有水气，己椒苈黄丸主之。"

"小便不利者，有水气，其人若渴，瓜蒌瞿麦丸主之。"

7. 水眩

水饮上蒙清窍，可出现眩晕，如：

"卒呕吐，心下痞，膈间有水，眩悸者，小半夏加茯苓汤主之。"

"心下有支饮，其人苦冒眩，泽泻汤主之。"

"心下逆满，气上冲胸，起则头眩，脉沉紧……苓桂术甘汤主之。"

8. 水癫

水犯清窍，可作癫痫，如："假令瘦人心下有悸，吐涎沫而癫眩，此水也，五苓散主之。"

9. 水颤

水郁经脉，常可出现肢体振颤，如：

"心下逆满，气上冲胸，起则头眩，脉沉紧，发汗则动经，身为振振摇者，苓桂术甘汤主之。"

"太阳病发汗，汗出不解，其人仍发热，心下悸，头眩，身𥆧动，振振欲擗地者，真武汤主之。"

"膈上病痰，满喘咳吐，发则寒热，背痛，腰疼，目泣自出，其人振振身𥆧剧，必有伏饮。"

"皮水为病，四肢肿，水气在皮肤中，四肢聂聂动者，防己茯苓汤主之。"

10. 水悸

水饮凌心，出现心悸，其他部位如心下悸、脐下悸等悸动者也不少见，如：

"卒呕吐，心下痞，膈间有水，眩悸者，小半夏加茯苓汤主之。"

"太阳病发汗，汗出不解，其人仍发热，心下悸，头眩，身𥆧动，振振欲擗地者，真武汤主之。"

"凡食少饮多，水停心下，甚者则悸，微者短气。"

"发汗后，其人脐下悸者，欲作奔豚，茯苓桂枝甘草大枣汤主之。"

11. 水便

小便不利是水饮证最常见的症状，此小便不利可为尿少，或尿频，或小便淋沥不净等多种小便异常表现。如：

"若脉浮，小便不利，微热，消渴者，五苓散主之。"

"小便不利者，有水气，其人若渴，瓜蒌瞿麦丸主之。"

"里水者，一身面目黄肿，其脉沉，小便不利，故令病水。"

12. 水泻

水饮下趋肠道，易致腹泻，如：

"伤寒汗出，解之后……干噫食臭，胁下有水气，腹中雷鸣，下利者，生姜泻心汤主之。"

"少阴病，二三日不已，至四五日，腹痛，小便不利，四肢沉重疼痛，自下利者，此为有水气，其人或咳，或小便不利，或下利，或呕者，真武汤主之。"

"肺水者，其身肿，小便难，时时鸭溏。"

13. 水厥

水停中焦，中阳受遏，无以通达四末，故见四肢厥冷，如《伤寒论》：伤寒厥而心下悸，宜先治水，当服茯苓甘草汤，却治其厥，不尔，水渍入胃，必作利也。

14. 水热

水郁可以化热，《伤寒论》第 28 条载："服桂枝汤，或下之，仍头项强痛，翕翕发热，无汗，心下满微痛，小便不利者，桂枝去桂加茯苓白术汤主之。"

15. 水肿（重、痛）

水饮流于四肢经脉，可出现水肿，甚至肢体关节沉重、疼痛等，如：

"风水恶风，一身悉肿，脉浮不渴。"

"身体疼重，谓之溢饮。"

"胸中有留饮，其人短气而渴，四肢历节痛。"

"少阴病，二三日不已，至四五日，腹痛，小便不利，四肢沉重疼痛，自下利者，此为有水气，其人或咳，或小便不利，或下利，或呕者，真武汤主之。"

16. 水痰

水饮之痰特点多为色白，量多，质地稀薄，甚至落地成水，带有泡沫，个别患者自觉痰凉，有些患者咳吐涎沫，如：

"水在肺，吐涎沫，欲饮水。"

"干呕吐逆，吐涎沫，半夏干姜散主之。"

"干呕，吐涎沫而头痛者，吴茱萸汤主之。"

"妇人吐涎沫，医反下之，心下即痞，当先治其吐涎沫，小青龙汤主之。"

（四）切诊

水饮脉象有其特点，姑称之为水脉，主要有以下两点。

1. 沉脉

脉得诸沉，当责有水。

2. 弦脉

"脉偏弦者，饮也。"

"咳家其脉弦，为有水，十枣汤主之。"

因此临床上以此两种脉象提示水饮证为多。

二、不同部位水饮症状特点

1. 胃肠

水停胃肠谓之痰饮，其症状特点为"素盛今瘦""水走肠间，沥沥有声"。

2. 胁下

水停胁下谓之悬饮，其症状特点为咳唾引痛。

3. 四肢

水溢四肢谓之溢饮，其症状特点为无汗，身体疼痛。

4. 胸肺

水停胸肺谓之支饮。症状特点为咳逆倚息，短气不得卧，其形如肿。

5. 心下

水停心下其症状特点为"甚者则悸，微者短气""背寒冷如掌大""其人苦冒眩"。

6. 膈间

水停膈间其症状特点为喘满，心下痞，呕吐，眩悸。

7. 膈上

水停膈上症状为呕吐，如"呕吐而病在膈上，后思水者，解，急与之，思水者，猪苓散主之"。也可见咳喘，如"膈上病痰，满喘咳吐"。

8. 胸中

胸中有留饮，症状可见"其人短气而渴，四肢历节痛"。

9. 下焦

少腹里急，小便不利，如"太阳病，小便利者，以饮水多，必心下悸，小便少者，必苦里急也"。

三、水饮治法方药

（一）水饮治则治法

仲景在《金匮要略·痰饮咳嗽病脉证并治》提到"病痰饮者，当以温药和之"，这被后世尊为治疗痰饮的法则。

《金匮要略·水气病脉证治》提出了"诸有水者，腰以下肿，当利小便，腰以上肿，当发汗乃愈"的具体治法。

除了发汗、利小便之外，仲景在治疗水饮方面还有通大便一法，这种方法虽然在《伤寒杂病论》中没有明确提出，但从《伤寒论》与《金匮要略》中十枣汤的应用可以推测到。

（二）水饮治疗方药

《伤寒论》与《金匮要略》中治疗水饮的方剂很多，兹简要归纳如下：小青龙汤、大青龙汤、苓桂术甘汤、苓桂枣甘汤、苓桂姜甘汤、五苓散、真武汤、葶苈大枣泻肺汤、十枣汤、大陷胸汤、甘遂半夏汤、越婢汤、防己茯苓汤、木防己汤、桂枝去芍药加麻黄附子细辛汤、枳术汤、瓜蒌瞿麦丸、肾气丸、小半夏汤、小半夏加茯苓汤、半夏干姜散、猪苓散、己椒苈黄丸、生姜泻心汤、甘草泻心汤、射干麻黄汤、泽泻汤、桂枝去桂加茯苓白术汤、茯苓杏仁甘草汤、橘枳姜汤。

总结这些方剂中治疗水饮的药物主要为茯苓、白术、猪苓、泽泻、桂枝、附子、葶苈子、芍药、麻黄、杏仁、生姜、半夏、防己、椒目、干姜、大枣、细辛、大戟、甘遂、芫花等。

四、呼吸系统疾病的水饮辨治

呼吸系统疾病中痰饮是最重要的病理产物和致病因素，比如哮喘病痰饮是其宿根，类似的咳嗽变异性哮喘也是由微饮所致。慢性阻塞性肺疾病、过敏性鼻炎也往往都是痰饮问题。因此临床识别水饮证，恰当地处理水饮证，在治疗呼吸系统疾病中尤其意义重大。

（一）水饮的六经辨证

水饮证从六经八纲辨证看，属于太阴问题，往往属于太阴病，里虚寒，内有寒饮。一般这种患者平素有一些不适症状，如便溏、小便不利，有白痰，但咳嗽咯痰不多。

若出现临床症状明显加重，往往是因为感受外邪，引动在内的水饮，出现太阳太阴合病，即外邪里饮证，或者出现其他两经合病或多经合病局面，比如太阳少阳太阴合病、少阳太阴合病、太阳太阴阳明合病等。

（二）呼吸疾病水饮辨治的注意事项

对于呼吸病痰饮病的辨证，我觉得要注意几个方面的问题。

第一，要辨别痰、饮、水、湿。痰、饮、水、湿虽都是津液代谢失常的结果，但四者还是有区别的，临床上要注意分别。

第二，典型的水饮容易识别，而微饮证容易忽略。微饮证可能没有白色泡沫痰，有的甚至没痰，但可有胸闷、小便不利等水饮表现，临床要全面问诊，四诊合参，仔细甄别。如果微饮证没有辨出来，会影响临床疗效。

2011 年 11 月 28 日曾治疗某女，30 岁，形瘦肤白，诉咳嗽 1 周。1 周前发热，服用双黄连口服液、拜复乐热退而咳嗽未愈，来诊时诉晚间咳嗽至凌晨 5 点咳止，早晚咳吐痰稀白泡沫样，量少，咽痒，既往时有凌晨心悸，晨起眼睑肿，月经量可，手足冷，大便软。

查体：双肺未闻及啰音。

舌胖淡，苔薄白，脉细弦。

考虑患者咽痒脉弦，此少阳证，眼睑肿而心悸，痰白稀泡沫样，为内有水饮，故法仲景小柴胡汤去黄芩加茯苓，去人参、大枣、生姜，加干姜、五味子。

方药：

柴胡 12g　茯苓 12g　清半夏 15g　炙甘草 6g

干姜 6g　五味子 15g　当归 10g

1 周后咳止肿消，痰少便软，口干，故前方改半夏为天花粉 12g 续服。这个患者痰量不多，没有小便不利表现，来诊时上午也没有眼睑肿、心悸的表现，如果不详细问诊，饮证难以辨别，治疗则难以精准，疗效势必受到影响。

再如 2019 年 11 月 28 日国际部曾诊治一老年女性，67 岁，形体消瘦，面色萎黄，诉半年来气喘，自服西洋参、黄芪，体检超声心动图：主动脉瓣反流。肺功能：第一秒用力呼气量 74.42%。

刻诊：气短，有气上逆，时欲深呼吸，无痰，轻咳，纳食少，大便正常，小便多，次频，口干不欲饮，舌暗，苔润，脉弦。

气短咳嗽，吸气不下，可虚可实。虚则责之肾虚失摄，实则责之痰饮、瘀血。

本患服参、芪而不效，非虚证可知。尿频，口干不欲饮，苔润，脉弦，当属饮象，舌暗为瘀血之征。

思及《金匮要略》"胸痹，胸中气塞，短气，茯苓杏仁甘草汤主之，橘枳姜汤亦主之"，本患小便不利、咳嗽气短，茯苓杏仁甘草汤因有茯苓利水，杏仁止咳，似乎更为合拍，乃疏茯苓杏仁甘草汤加丹参以活血。

方药：

茯苓 12g　杏仁 10g　炙甘草 6g　丹参 10g

7 剂，免煎颗粒

2019 年 12 月 5 日复诊，咳嗽减轻，气上逆消，静息时可深吸气到底，既往吸不到底，夜间醒 1～2 次。总体病减 5 分，大便正常，小便可，口干亦减。舌淡暗齿痕苔滑，脉细滑沉。药已中鹄，前方加桂枝 10g、炒白术 6g，取苓桂术甘汤之意加强化饮降冲之力。

这个病案如果不是从尿频、苔润、脉弦等蛛丝马迹考虑水饮之象，半年气喘如何用一个小方能很快改善。

因此对于水饮证需要临床仔细辨识，并且四诊合参。

第五节
湿痹内外碍宣肃，长沙妙法咳喘除

谈起咳嗽气喘，无人不知痰之为害。毕竟有形之痰显而易见，所以被众多学者所重视。但《医宗金鉴》上说"胃浊脾湿嗽痰本，肺失清肃咳因生"，说明湿邪也应当为导致咳喘的重要病因。痰、饮、水、湿虽然同出一源，但性质有别，治疗有异，临证不能混为一谈。

然而临床医生对因湿致咳以及从湿治咳不够重视，即便如本科生用的《中医内科学》教材在讲述咳嗽、喘证及哮病时也是论痰饮而不论湿邪，所以我就不揣冒昧，结合自己临证体会，谈谈湿邪在咳喘哮中的作用。

一、湿邪咳喘之特点

湿邪产生缘于外感湿邪或脾胃虚弱，健运失司，水湿停聚而成。水湿上渍于肺，可贮而为痰，若氤氲弥漫，乃为湿邪。湿阻气机，肺失宣发肃降，可发为咳喘哮。我觉得湿之为患，较之痰饮为患，咳喘重而咳痰轻，痰量较痰浊所致咳喘为少。

如2003年SARS（非典型肺炎）患者咳喘明显，而咳痰不多，胸片呈磨玻璃样改变，舌苔黄腻，那是湿热为患。除此之外，可伴见脾胃虚弱之症，如纳呆、腹胀、大便黏滞不爽等。湿为阴邪，其性重浊黏滞，因此湿邪所致咳喘多缠绵难愈，所咳出之痰的性状多黏滞难咳。

二、湿邪之经方论治

湿邪为患，有内外之分，以湿邪从化而言，有寒热之别。

（一）外湿

如果住地潮湿或工作临水，或淋雨着露，易致外湿侵袭，肌表被束，肺气失宣，发为咳喘。此类患者多为形盛气虚之人，脾胃虚弱，本有内湿，易内外湿相引而成。

1. 麻黄加术汤

外湿袭表，以寒湿为多，寒湿困表，卫表不和，必有周身酸痛之症，若与单纯寒邪侵袭鉴别，除身痛之外，应当有身体沉重的感觉，另据舌脉及其他湿邪见症，可作出寒湿在表的判断。治疗方法，当因势利导，汗之可解。

发汗之方，我觉得仲景麻黄加术汤为对治之方。"烦疼湿气裹寒中，发汗为宜忌火攻，莫讶麻黄汤走表，术加四两里相融"，全方以麻黄汤发汗解表散寒，加白术除湿，白术与苍术比较，苍术燥湿力强，白术健脾力胜。且苍术走表功效强于白术，海藏神术散就是以苍术为主解表散寒祛湿。因此我个人应用麻黄加术汤，若表湿重，则选苍术。

曾遇高碑店一老年女性患者，其罹患肺间质病，辗转来诊，症见活动则胸闷气喘，细问患者，关节疼痛恶寒，无汗，苔腻，脉细滑，此表有寒湿，痹阻肌表关节，肢体痹而内舍其合，导致肺痹。即以麻黄加术汤，1周后胸闷气短明显改善。

2. 大青龙汤

治疗表湿另有一方，我也喜欢选用，就是大青龙汤。这个方子本是外寒里热之方，为麻黄汤加生姜、大枣及生石膏而成。

我觉得大青龙汤不仅散寒，亦可除湿，查《金匮要略》言大青龙汤治疗溢饮证，可发越肌表之水足以证明。若见表有寒湿，兼有里热所致咳喘，我选用大青龙汤，并常加苍术加强祛湿之力。

3. 麻杏苡甘汤

湿热困表导致咳喘，临床所见不多，考其方药，应当以仲景麻杏苡甘汤为宜。但该方药味简单，若湿热咳喘，往往需要与他方合方应用治疗，参照刘渡舟老师经验，与甘露消毒丹合用，临床治疗湿热咳喘有较好疗效。

（二）内湿

1. 寒湿

内湿之由，责之中焦，脾胃阳气不足，健运失司，湿邪内生。如果偏寒湿，则见脘痞纳呆，大便稀溏，嗳气呕恶，咳嗽，痰少色白，舌苔白厚腻，这是湿邪中阻，肺失宣肃。

（1）平胃散

平胃散是治疗此类患者的良方，方中苍术、厚朴苦温燥湿除满，陈皮燥湿化痰，甘草调和脾胃。本方善治中焦脾湿。脾土虚弱，易致木壅，而见肝胆郁热，因此应用平胃散时有很多机会联合小柴胡汤，即柴平煎。

（2）苍麻丸

此外，当代名医许公岩的苍麻丸也是治疗寒湿内蕴而致咳喘的良方。方中苍术燥湿健脾，麻黄宣肺发表，取自麻黄加术汤，理合《内经》"饮入于胃，游溢精气，上输于脾，脾气散精，上归于肺，通调水道，下输膀胱"，苍术助脾气散精，麻黄助肺通调水道。因此本方作用于中焦和上焦。

2013年曾治疗黑龙江一名男性患者，其因咳嗽数月于当地中西药治疗乏效，电话咨询治疗，症状为咳痰，色白，量多，腹胀，便溏，自诉舌苔白厚，因未见患者，不愿处方，无奈患者百般恳求，勉强处方：苍术、炙麻黄、桔梗、炒莱菔子、厚朴、陈皮、焦三仙。

1周后患者电话再次咨询，诉服药后胸闷大减，痰量及咳嗽减少一半，十分欣喜，无口渴口苦表现，嘱原方再进，再服半个月而诸症几愈，这个病例也让我对苍麻丸的功效刮目相看。

2. 湿热

（1）三仁汤

若偏湿热，常见咳嗽痰黏色黄，量少，口干口苦，大便黏滞不爽，胸闷气短等。治疗方药，我喜欢用三仁汤，认为此方化裁于半夏厚朴汤。因湿与热合，胶结难解，三仁汤以杏仁宣上、白蔻仁畅中、薏苡仁渗下，三焦分治，令热去湿孤，邪从小便而出，确实是治疗湿热咳喘之妙方。

记得曾治疗我的大学同窗，咳嗽月余，面色萎黄，胸闷气短，汗出不渴，舌苔黄腻，脉细而滑。想到《湿热论》"湿热病，始恶寒，后但热不寒，汗出胸痞，舌白，口渴不引饮"，正与本患相合，断为湿热咳嗽，处以麻杏苡甘汤合三仁汤。

3剂药后，同窗短信告知，服药觉胸闷豁然，畅快无比，咳嗽顿止，感觉吸气能吸到脚跟，这么平淡的方子疗效如此令人惊奇，也让我对湿阻气机有了更深刻的认识。

（2）甘露消毒丹

湿热咳喘另有一方疗效卓著，就是王孟英的"甘露消毒丹"，刘渡舟教授在其"湿证论"一文中对此方大加赞赏，谓其治疗湿热咳喘百发百中。我在临床应用多年，方知刘老所言不虚，用此方治疗湿热咳嗽、气喘患者屡屡取效，也时时仿效刘老之法合用麻杏苡甘汤。

2013年11月12日曾治孙某，男，59岁，气喘1年余。1年前开始流涕，喷嚏，之后出现气喘，于朝阳医院诊断为支气管哮喘，予舒利迭吸入，口服顺尔宁，喷服万托林。就诊时见活动后气喘，上楼时气喘咳嗽，痰少，黄白相间，质黏，大便日2～3次，口干苦。

既往过敏性鼻炎史。舌暗红，苔薄黄，脉寸关弦滑。

证属湿热蕴肺，治以化湿清热，止咳平喘。

方药：

炙麻黄10g　杏仁10g　炒薏苡仁15g　藿香10g

茵陈12g　滑石10g　菖蒲10g　黄芩10g

浙贝母10g　连翘12g　射干10g　薄荷10g

紫菀10g　芦根15g

1周后气喘明显减轻，这1周未用舒利迭，上楼无咳嗽，痰量减少，色白，鼻塞缓解，口干苦，晨起黄痰，大便成形，舌胖暗红，苔薄黄，脉弦滑，前方续服1周后症状渐愈。

（3）葛根芩连汤与麻黄连翘赤小豆汤

湿热导致咳喘，常常容易表里合病，葛根芩连汤和麻黄连翘赤小豆汤也是临床常用方。葛根芩连汤条文中就提到"喘而汗出"，在临床上见到有些患者面垢、头油多、舌苔黄腻，大便黏滞臭秽，伴见咳嗽气喘者，尤其是有鼻窦炎患者，常有黄涕，头痛，葛根芩连汤常常有效。

麻黄连翘赤小豆汤对于一些过敏性咳喘患者有较好疗效，原文中一句"瘀热在里"揭示了本方的病机特点，而麻黄、连翘均有解外的作用，所以一些有皮疹且出现咳喘的患者，证属湿热的表里合病者，用麻黄连翘赤小豆非常有效。

如 2014 年 3 月 12 日诊治一女，56 岁，咳嗽间断发作半年。半年来咳嗽间断发作，1 周来咳嗽加重，于同仁医院查胸片正常，服强力枇杷露、阿莫西林，后于宣武医院服顺尔宁效果均不理想。

刻下：咳嗽，咳黄黏痰，量多，咽痛，口疮，口干喜热饮，手足冷，易困倦，咽痛，口中辛辣感，口干，舌干，易汗出，身起疹。大便日一行，近两日不成形，小便可。舌暗红，苔薄腻，脉弦滑。

分析：身起疹，太阳病；咽痛，少阳病；黄痰、口干口疮，阳明病；结合便溏、易困倦、苔腻、脉弦滑，湿热证。三阳合病夹湿热，处以麻黄连翘赤小豆汤合小柴胡汤。

方药：

炙麻黄 6g　连翘 12g　赤小豆 15g　桑白皮 12g

杏仁 10g　炒薏苡仁 18g　生姜 15g　大枣 10g

柴胡 12g　黄芩 10g　清半夏 15g　炙甘草 6g

芦根 15g

7 剂，免煎颗粒。

2014 年 3 月 19 日复诊，咳减，痰量减，色黄，咽痛明显减轻，口疮好转，口干苦，两日前身上起疹，瘙痒，大便转频，不成形，无腹痛，小便可。舌红，苔薄黄腻，脉细滑。药后有效，皮疹仍发，前方加滑石 15g、焦神曲 10g，加强滑石消导之力，7 剂，免煎颗粒。

2014年3月31日诉咳止，停药1周，近日复有小咳，症状较轻明显为轻，口苦，无咽痛，大便可，成形，下肢无皮疹，口干。舌红，苔薄黄，脉细滑。药已显效，继服3月12日方10剂。

（4）东垣方

治疗湿热证，东垣之法不要忽视。他所创的升阳益胃汤、补脾胃泻阴火升阳汤、清暑益气汤等均为益气升清、治疗湿热之方，与仲景葛根芩连汤理法类似，在葛根芩连升清阳泻阴火基础上，增加了参芪等补脾胃之药，用于治疗脾胃虚弱、湿热内停之咳嗽气喘，确实有效。

曾遇一秦皇岛中年男患，患慢性阻塞性肺疾病、肺心病多年，伴有睡眠呼吸暂停综合征，咳嗽、气喘，动则加重，经常因急性发作入院治疗，曾求治于一老中医，予姜附剂数月效果不显。来诊时见咳嗽气喘，痰黏，面色黄垢，舌胖，苔黄腻，气液不足，湿热内蕴，开了李东垣清暑益气汤，半个月而症退，后以此方加减，增淫羊藿、补骨脂等温润补肾之品，疾病日渐好转，两年来未再入院，没有急性发作，且体重减轻，面色转红润。

总之，对湿邪导致咳嗽气喘临床应当重视，在临证遇到咳喘患者时，要想到湿邪为患的可能。根据患者临床特点以及舌脉情况，判断是否属于湿邪为患，再立法处方，如能将湿与痰饮细致分别，疗效定会进一步提高。

第六节
瘀血未必尽下焦，肺病辨治细推敲

瘀血是临床常见病理产物，也是最为多见的病理因素之一。关于瘀血的辨识，在《伤寒论》与《金匮要略》中有着十分丰富的内容。以下我仅就仲景对瘀血证的辨识以及肺系疾病如何从瘀血论治进行简要探讨。

一、仲景关于瘀血证认识

下面我想从瘀血症状、常用方药以及瘀血的治法几个方面对仲景关于瘀血的论述进行梳理。

（一）瘀血症状

1. 瘀狂

瘀狂为精神类症状，主要有如狂、发狂、喜忘。如《伤寒论》第106条"太阳病不解，热结膀胱，其人如狂"，第124条"太阳病六七日，表证仍在，脉微而沉，反不结胸，其人发狂者，以热在下焦"，第125条"小便自利，其人如狂者，血证谛也"，第237条"阳明证，其人喜忘者，必有蓄血"。

2. 瘀满

因瘀血内阻，导致气机不畅。可见腹满，如《伤寒论》中描述的少腹硬满、少腹急结、腹满、少腹里急、少腹满痛。

第106条："外解已，但少腹急结者，乃可攻之，宜桃核承气汤。"第124条论述抵当汤时提到"以热在下焦，少腹当硬满"。

《金匮要略·血痹虚劳病脉证并治》论述大黄䗪虫丸时提到"五劳虚极

赢瘦，腹满不能饮食"，《金匮要略·妇人杂病脉证并治》曰："妇人年五十，所病下利数十日不止，暮即发热，少腹里急，腹满，手掌烦热，唇口干燥，何也？师曰：此病属带下。何以故？曾经半产，瘀血在少腹不去，何以知之？其证唇口干燥，故知之。当以温经汤主之。""带下经水不利，少腹满痛，经一月再见者，土瓜根散主之。"

除了腹满之外，瘀血证还可以见胸满，比如《金匮要略·惊悸吐衄下血胸满瘀血病脉证并治》中言及"病人胸满，唇痿舌青"。

3. 瘀痛

瘀血内阻，不通则痛。主要以腹痛为多，如《金匮要略·妇人产后病脉证并治》云："师曰：产妇腹痛，法当以枳实芍药散。"

《金匮要略·妇人杂病脉证并治》中所言："妇人腹中诸疾痛，当归芍药散主之。"

4. 瘀肤

瘀血内阻，肌肤失养。出现肌肤甲错、胸中甲错、两目黯黑、唇痿、唇口干燥、发黄等。

如《金匮要略·血痹虚劳病脉证并治》论述大黄䗪虫丸时提到"内有干血，肌肤甲错，两目黯黑"。

《金匮要略·肺痿肺痈咳嗽上气病脉证治》："《千金》苇茎汤 治咳有微热，烦满，胸中甲错，是为肺痈。"

《金匮要略·惊悸吐衄下血胸满瘀血病脉证并治》："病人胸满，唇痿舌青。"

《伤寒论》第262条："伤寒瘀热在里，身必黄。"

5. 瘀热

瘀血内停，郁而发热。比如上文论述温经汤时提到手掌烦热。

6. 瘀经

瘀血内停，月经闭阻。出现经闭、经水不利。如《金匮要略·妇人杂病脉证并治》言："妇人经水不利下，抵当汤主之。""妇人经水闭不利，脏坚癖不止，中有干血。"

7. 瘀渴

表现为口燥、但欲漱水不欲咽，如《金匮要略·惊悸吐衄下血胸满瘀血病脉证并治》说："病人胸满，唇痿舌青，口燥，但欲漱水，不欲咽，无寒热，脉微大来迟，腹不满，其人言我满，为有瘀血。""病者如热状，烦满，口干燥而渴，其脉反无热，此为阴伏，是瘀血也，当下之。"

8. 瘀便

大便干色黑。如《伤寒论》第237条"屎虽硬，大便反易，其色必黑者，宜抵当汤下之"。

9. 瘀块

瘀血内阻可见癥瘕。如《金匮要略·疟病脉证并治》说："病疟，以月一日发，当以十五日愈，设不差，当月尽解。如其不差，当云何？师曰：此结为癥瘕，名曰疟母，急治之，宜鳖甲煎丸。"

《金匮要略·妇人妊娠病脉证并治》："妇人宿有癥病，经断未及三月，而得漏下不止，胎动在脐上者，为癥痼害。"

10. 瘀舌

舌青，舌质紫暗。比如《金匮要略·惊悸吐衄下血胸满瘀血病脉证并治》"病人胸满，唇痿舌青"。

11. 瘀脉

仲景描述瘀血脉象主要有沉结、微大来迟。《金匮要略·惊悸吐衄下血胸满瘀血病脉证并治》说："病人胸满，唇痿舌青，口燥，但欲漱水，不欲咽，无寒热，脉微大来迟，腹不满，其人言我满，为有瘀血。"

《伤寒论》第124条："太阳病六七日，表证仍在，脉微而沉，反不结胸，其人发狂者……以太阳随经，瘀热在里故也，抵当汤主之。"

第125条："太阳病，身黄，脉沉结，少腹硬，小便不利者，为无血也；小便自利，其人如狂者，血证谛也，抵当汤主之。"

（二）常用方药

仲景治疗瘀血的方子总结起来有抵当汤、桃核承气汤、下瘀血汤、当归芍药散、枳实芍药散、鳖甲煎丸、大黄䗪虫丸、胶艾汤、温经汤、苇茎汤、大黄牡丹皮汤、大黄甘遂汤、旋覆花汤、矾石丸、土瓜根散等。用于活血的主要药物有大黄、桂枝、芍药、牡丹皮、桃仁、当归、川芎、水蛭、䗪虫、虻虫等。

（三）常用治法

根据《伤寒论》《金匮要略》，总结仲景治疗瘀血证的方法主要有以下几种。

1. 活血

常用桂枝温经活血，当归、川芎、芍药、地黄等活血化瘀。

2. 攻下

从《伤寒论》和《金匮要略》中关于瘀血的描述看，瘀血部位多在下焦、少腹、胞宫，因此仲景治疗瘀血亦常因势利导，采用攻下的方法，临床选择大黄、芒硝、桃仁等。如仲景提到"外解已，但少腹急结者，乃可攻之，宜桃核承气汤""小便自利者，下血乃愈""其脉反无热，此为阴状，是瘀血也，当下之""当下其癥，桂枝茯苓丸主之"。

仲景反复提到下法治疗瘀血证。从一些药物服后的注释来看，亦可以佐证，如大黄牡丹皮汤方后注说"顿服之，有脓当下；如无脓，当下血"。桃核承气汤方后注说"先食温服五合，日三服，当微利"。抵当汤方后注说"不下，更服"。大黄甘遂汤方后注说"顿服之，其血当下"。下瘀血汤方后注云"顿服之，新血下如豚肝"。

3. 虫类搜剔

对于顽固瘀血，《金匮要略》称为干血，仲景多采用虫类药物搜剔经络。最常用的虫类药物为䗪虫、虻虫、水蛭。代表方如大黄䗪虫丸、下瘀血汤。

4. 兼顾化痰利水

《金匮要略》中有"血不利则为水"之说，说明瘀血易兼夹痰饮。因此仲景很多方子活血与化痰利水同用，如苇茎汤、当归芍药散、桂枝茯苓丸、旋覆花汤、大黄甘遂汤等。

二、肺系疾病的瘀血论治

肺系疾病中痰饮和瘀血是两类最重要的病理产物和致病因素，下面我们看看肺系疾病的瘀血特点以及如何治疗。

（一）肺系病瘀血特点

《伤寒杂病论》中论述到的瘀血多在下焦，所以原文除苇茎汤提到治"咳有微热，烦满，胸中甲错，是为肺痈"，是典型的治疗肺病之方外，其余各经方均未提及呼吸道症状。但曾提到胸满，似可引申至胸闷、呼吸困难。

但从理论而言，肺朝百脉而主治节，肺病则诸气膹郁，血必为之不利。从临床看，肺系疾病瘀血证不少见，我归纳了一下肺系病瘀血证特点，大致如下：

1. 咳喘夜剧

肺系疾病以咳喘症状常见，有瘀血者，夜间咳喘尤剧，此与瘀血导致疼痛夜间加重道理一致。

2. 常伴见其他瘀血表现

如夜间疼痛、皮肤甲错、月经血块、舌质紫暗、神志改变等。咳嗽伴有胸胁疼痛者，夜间痛甚，女性患者可有痛经、月经血块增多，不少老年慢性支气管炎常年咳喘患者下肢皮肤发黑粗糙起皮，一些患者夜眠不安、多梦甚至出现神志异常，此多为瘀血之征。

3. 多兼痰饮

上文已提到"血不利则为水"，而痰饮内停则血易停滞，痰饮、瘀血相互影响，成为肺系疾病的一大特点，因此兼有化痰活血之方，方剂如桂枝茯苓丸、旋覆花汤、当归芍药散在呼吸系统疾病中更为常用。

（二）肺系病瘀血的经方治疗

下面我就肺系疾病常用之经方活血方剂的特点谈谈个人看法。

1. 苇茎汤

见于《金匮要略·肺痿肺痈咳嗽病上气病脉证治》"治咳有微热，烦满，胸中甲错，是为肺痈"。《成方便读》中谓本方"桃仁、甜瓜子皆润燥之品，一则行其瘀，一则化其浊；苇茎退热而清上，苡仁除湿而下行。方虽平淡，其散结通瘀、化痰除热之力实无所遗。以病在上焦，不欲以重浊之药重伤其下也"。临床上用治痰热蕴肺证热入血分、化腐成脓之证确有良效。

病案举例：曹某，男，62 岁，2014 年 8 月 4 日初诊。主诉"咳嗽咳痰半月余"。半月来咳嗽咳痰，无发热，曾于朝阳医院查血象，中性粒细胞比值稍高，予头孢类抗生素口服效果不佳。现咳嗽，咳白痰质稠，量中等，大便正常，小便畅，口微苦，不欲饮食。舌胖暗，苔薄黄，有裂纹，脉弦滑。

既往史：去年 6 月肺脓肿于朝阳医院手术。

口苦、不欲饮食，少阳证具；痰黏、舌红，脉弦滑，阳明痰热之象。故属少阳阳明合病，小柴胡汤合苇茎汤，加桔梗利咽排脓。

处方：

柴胡 12g　黄芩 10g　清半夏 15g　生姜 15g

大枣 10g　炙甘草 6g　党参 10g　芦根 30g

桃仁 10g　炒薏苡仁 18g　冬瓜仁 10g　桔梗 10g

7 剂，水煎服，日 1 剂。

8 月 7 日复诊，痰量明显减少，咳嗽明显减轻，服药第 1 剂即起效，西药已全停用，大便正常，纳食一般。舌胖暗，苔薄黄，有裂，脉弦滑。前方 14 剂水煎服，日 1 剂。

2. 桂枝茯苓丸

湖南名老中医熊继柏教授在谈及桂枝茯苓丸时，认为《内经》中提到

"肠外有寒，汁沫与血相搏，则并合凝聚不得散，而积成矣"，这段论述正与桂枝茯苓丸所治之癥瘕病理一致，此时用桂枝茯苓丸非常恰当。

方中桂枝温阳散寒，茯苓化饮，桃仁、赤芍、牡丹皮祛瘀，共奏温化痰饮、活血祛瘀之效。既往胡希恕老师喜欢将此方与大柴胡汤合用治疗哮喘，临床确实两方联用的机会很多，二方合用之后又包含桂枝汤、苓桂姜甘汤成分，故可看作治兼三阳、化痰活血之方。

病案举例：高某，女，53岁。既往过敏性鼻炎，窦性心动过速，高血压病史。2012年7月2日就诊。主诉"咳嗽喘1周"。

1周前因闻敌敌畏咳嗽气喘，无发热，无喉中哮鸣，痰少色白，服头孢类抗生素效果不佳，口干苦，鼻干，咽痒，大便偏干，小便调。舌暗，苔薄白，脉细弦。

咽痒口苦，脉象细弦，少阳证备；口干便干，阳明已明。故本患者为少阳阳明合病，舌质暗，内有瘀血，故选择大柴胡汤合桂枝茯苓丸。

处方：

柴胡 12g　黄芩 10g　清半夏 15g　枳实 10g

白芍 10g　生姜 15g　大枣 10g　熟大黄 6g

桂枝 10g　茯苓 12g　牡丹皮 10g　桃仁 10g

7剂，免煎颗粒。

7月9日二诊，喘憋均减，咳减，病减六七分，口苦干，鼻干，大便偏干，舌暗红，苔薄黄腻，脉细弦。大便仍干，阳明热盛，前方改熟大黄为生大黄10g，加生石膏30g，加强内清阳明之力。

3. 大黄䗪虫丸

本方出自《金匮要略·血痹虚劳病脉证并治》："五劳虚极羸瘦，腹满不能饮食，食伤、忧伤、饮伤、房室伤、饥伤、劳伤、经络营卫气伤，内有干血，肌肤甲错，两目黯黑，缓中补虚，大黄䗪虫丸主之。"

本方以虫类药物为主，能破血逐瘀，开创了搜剔络脉之法门。尤在泾评价该方"润以濡其干，虫以动其瘀，通以祛其闭"，方中大黄与地黄用量最大，我以为该方当为阳明之方。

病案举例：徐某，男，68岁。初诊：2006年6月12日。咳嗽两年，2005年因咳嗽就诊于外院，诊断为"肺纤维化，IPF可能性大"，曾予口服泼尼松效果不佳。

就诊时见咳嗽，痰白、量不多，面色黧黑，皮肤粗糙，上3楼则因喘息需要休息，纳差，舌黯红，苔薄黄腻，脉滑。高分辨率CT示：双肺蜂窝样改变。

西医诊断：肺纤维化。

面色黧黑，皮肤粗糙，舌质暗红，内有瘀血，处以大黄䗪虫丸。咳嗽痰白，活动后喘息，太阴里虚，痰饮内阻，金水六君煎合四君子汤补虚化痰。

处方：金水六君煎合当归贝母苦参丸加减。

方药：

当归10g　生地黄10g　熟地黄10g　茯苓10g

陈皮10g　清半夏10g　党参10g　炒白术10g

薏苡仁15g　浙贝母10g　苦参5g　厚朴6g

瓜蒌皮15g

7剂，每日1剂，水煎服。

另服大黄䗪虫丸1丸，每日1次。泼尼松继续原量10mg/d。

此后中药一直守上述方案服药。2007年9月27日复诊：患者面色红润，偶咳，可上四楼休息，已停用激素，继以金水六君煎合大黄䗪虫丸善后。

本患面色黧黑，皮肤粗糙，结合舌象内有瘀血，想到与"肌肤甲错，两目暗黑"非常相似，故治以大黄䗪虫丸。

近年来肺纤维化的病机多数学者认为病在肺络，肺络瘀阻，仲景在论述大黄䗪虫丸时提到"干血"一词，我们以此提出肺纤维化患者存在肺络干血，经实验研究对肺纤维化确有疗效。

4. 当归芍药散

本方出自《金匮要略·妇人杂病脉证并治》，治疗妇人腹中痛。由于该方是由三个血分药（芍药、当归、川芎）和三个水分药（茯苓、白术、泽泻）组成，所以是个典型的血虚水盛之方，既能活血养血，又可化痰利水，因此在呼吸疾病治疗中应用广泛，常与柴胡桂枝干姜汤、四逆散、小柴胡汤等合用。

病案举例：刘某，女，51岁，初诊：2005年1月10日。

主诉：发作性喘咳1年余。

2003年9月无明显诱因出现喷嚏，喘憋，之后反复发作，在石景山医院静脉点滴激素，2004年11月9日在北京武警总医院住院，诊断为支气管哮喘，出院给以必可酮气雾剂外喷（250μg，日2次）。

1年来服自制无批号药粉，症状反复发作，2005年1月5日收入院，入院后喷服必可酮气雾剂，日2次，口服茶碱，哮喘控制不理想。

刻下：活动后喘憋，胸闷憋气，痰少色白，面色晦暗，纳可，大便软，舌淡暗，苔薄白，脉弦滑。

听诊：双肺少许干啰音。

咯痰色白，胸闷憋气，大便软，舌淡，苔薄，太阴痰饮证。面色晦暗，舌暗，瘀血之象。故治疗理气活血，化痰降逆。

处方：当归芍药散合四逆散加减。

方药：

当归10g　川芎10g　赤芍10g　白芍10g

茯苓10g　泽泻10g　白术10g　柴胡10g

枳实10g　炙甘草6g　麻黄4g　桃仁10g

杏仁10g　钩藤15g

3剂，必可酮气雾剂原量继喷服。

二诊：1月14日，症状明显改善，胸闷憋气减轻，听诊：肺部啰音消失。舌淡暗，苔薄白，脉弦滑。前方加党参10g，3剂。

三诊：1月17日，偶有憋气，痰少色白，舌暗尖红，苔薄白，脉弦滑。前方去党参，加连翘10g、赤小豆30g，6剂后诸症悉除。出院带1月17日方。1个月后门诊复诊病情稳定，无喘憋发作。

这位女性患者咳喘日久，应用激素不规范（自制无批号药粉有可能有激素），导致吸入必可酮气雾剂仍控制不理想，若改为口服激素，则全身副作用增大，故来求中医治疗。

久病血瘀，故面暗舌暗，血瘀气滞，则胸闷憋气。舌淡便软，脾虚之象，故以当归芍药散合四逆散化瘀活血，健脾利湿化痰，合四逆散疏肝理气，炙麻黄、杏仁复肺宣降。

二诊肺部啰音消失后，加党参加强益气健脾之力，但三诊舌尖红，内热渐显，故去党参，加连翘、赤小豆取麻黄连翘赤豆汤之意，清热化湿，后症状悉除。在西药吸入激素效果不理想的情况下，辨证用中药治疗可以控制病情，避免激素加量。

（三）后世医家对瘀血伤肺治疗的发展

1. 二味参苏饮

仲景之后，历代医家重视瘀血论治，尤其是进入清代，集医学之大成者《医宗金鉴》论到"产后气喘为危候，血脱气散参附煎，败血上攻面紫黑，二味参苏夺命痊"。提出了治疗瘀血攻肺导致气喘之方：二味参苏饮。

方药仅人参、苏木两味，益气活血，用于治疗气虚血瘀之咳喘证。熊继柏教授曾有用小陷胸汤合二味参苏饮治愈一痰瘀阻膈之胸满舌强19岁患者。

2. 代抵当丸

清代另一本关于瘀血的名著——唐容川的《血证论》，也提到瘀血乘肺："咳逆喘促，鼻起烟煤，口目黑色，用参苏饮，保肺去瘀，此皆危急之候。

凡吐血即时毙命者，多是瘀血乘肺，壅塞气道，肺虚气促者，此方最稳。

若肺实气塞者，不须再补其肺，但去其瘀，使气不阻塞，斯得生矣。

葶苈大枣汤，加苏木、蒲黄、五灵脂、童便治之。"

此外该书还提到"有瘀血作咳，其证咳逆倚息，而不能卧，与水饮冲肺之证相似，盖人身气道，不可有塞滞，内有瘀血，则阻碍气道，不得升降。

是以壅而为咳，气壅即水壅，气即是水故也，水壅即为痰饮，痰饮为瘀血所阻，则益冲犯肺经，坐立则肺覆，瘀血亦下坠，其气道尚无大碍，故咳亦不甚。

卧则瘀血翻转，更为阻塞，肺叶又张，愈难敛戢，是以倚息不得卧也。

若仍照水饮冲肺，用葶苈大枣汤，是得治饮之法，而未得治瘀之法矣。

须知痰水之壅，由瘀血使然，但去瘀血，则痰水自消，宜代抵当丸，加云茯苓、法半夏，轻则用血府逐瘀汤，加葶苈、苏子"。

3. 血府逐瘀汤

血府逐瘀汤是清代王清任《医林改错》中一个名方，此方由四逆散合桃红四物汤加桔梗、牛膝而成，与大柴胡汤合桂枝茯苓丸相比，血府逐瘀汤化瘀力强而化痰力弱，活血力强而下血力弱。

因故王清任以血府逐瘀汤逐血府之瘀，化瘀血于无形；仲景之大柴胡汤合桂枝茯苓丸荡阳明之瘀，下瘀血于胃肠。同为理气活血之剂，二方确有差异，笔者也在临床上应用血府逐瘀汤治疗上焦瘀血导致的咳喘病。

病案举例：李某，男，2012 年 11 月 13 日就诊。患者为支气管哮喘，形体适中，面赤，病史多年，一直吸入信必可都保治疗，夏季曾因症状加重，于我处以大柴胡汤合桂枝茯苓丸缓解，患者深为信服。10 月 9 日复发，再进前方又效。

此次发病因近日大便干，气喘咳嗽加重，痰白黏，口干，晨起口苦，查体：双肺偶及干啰音。舌暗红，苔薄，脉弦数，考虑与前症状略同，复以前方大柴胡汤合桂枝茯苓丸，加生石膏、瓜蒌皮清热化痰。

11 月 20 日就诊，效果不著，仍喘息，活动后尤甚，大便通，痰白黏量少，双肺仍可及干啰音，血象白细胞总数偏高，心电图窦性心动过速，予阿奇霉素口服，中药仍以前方口服。

12 月 4 日，仍喘息，痰白量少，大便黏，口干苦，舌暗，苔薄，脉弦滑数，细思前方以少阳阳明合病夹瘀血为治，痰渐去，而瘀不化，舌质紫暗，拟行血府逐瘀汤化瘀理气，因仍口苦，故小柴胡汤取黄芩、半夏，两方相合。

12月11日就诊，症状明显好转，已无喘息，唯上楼时气短，仍有口苦，大便通畅，听诊双肺未闻及啰音，舌暗，苔薄，脉弦小数，仍守前方再进7剂。

总之，瘀血是呼吸疾病中一个非常常见的病理因素，从辨证层面看，在六经辨证基础上，气分、水分、血分应该辨别清楚，关于瘀血的方药，经方中有不少能帮助我们解决临床问题，后世学者在仲景法的基础上又进行了补充，丰富了肺病瘀血的辨证论治。

痰、饮、水、湿为阴证，缘何"爱恋"少阳病

痰饮病是临床常见病，尤其呼吸系统疾病常因痰、饮、水、湿为患。因痰、饮、水、湿为阴邪，故从六经而言，历代医家习惯将痰、饮、水、湿的产生归于三阴病，尤其是太阴病。的确，太阴病以里虚寒证为主，是痰饮最易发生之所。按理说，太阴病与痰、饮、水、湿关系最为密切，亲如母子。

但有趣的是：痰、饮、水、湿"真心爱恋"的却是少阳病。

我在临证所见痰、饮、水、湿患者，合并少阳证者居然非常多见，概率远远高出合并其他五经。笔者统计了个人近年应用小青龙汤的病案，其中约 70% 合用了小柴胡汤。这是否意味着少阳与痰、饮、水、湿有密切的关联呢？笔者不揣冒昧，对此做一简要探析。

一、少阳与痰饮、水湿关系密切

（一）三焦属少阳

少阳居人体半表半里几乎是共识。当今伤寒学派大体有两大类：脏腑经络派和六经八纲派。

以脏腑经络解伤寒之学者认为：少阳病涵足少阳胆与手少阳三焦。三焦是中医藏象学说中一个特有的名词，为六腑之一，是位于躯体和脏腑之间的空腔，包含胸腔和腹腔，人体的其他脏腑器官均在其中。三焦是上焦、中焦和下焦的合称。

以六经八纲论伤寒之代表胡希恕老师认为：半表半里少阳为胸腹腔隙，此腔隙从其位置和特点来说，正与三焦仿佛。可以说，不同伤寒学派所言之半表半里都包含三焦。

（二）少阳三焦之生理

《素问·灵兰秘典论》云："三焦者，决渎之官，水道出焉。"

《灵枢·本输》云："三焦者，中渎之腑也，水道出焉。"

《难经》三十一难说："三焦者，水谷之道路，气之所终始也。"

《难经》三十八难说："所以腑有六者，谓三焦也，有原气之别使，主持诸气。"

《难经》六十六难说："三焦者，原气之别使也，主通行三气，经历五脏六腑。"

因此，三焦是气和水液运行的通道。而与之对应，经络是气和血液运行的通道。《内经》云："肾合三焦膀胱，三焦膀胱者，腠理毫毛其应。"

《金匮要略》中说："腠者，是三焦通会元真之处，为血气所注；理者，是皮肤脏腑之文理也。"

由此可见，三焦与腠理关系密切。

《素问·阴阳应象大论》云："清阳出上窍，浊阴出下窍，清阳发腠理，浊阴走五脏"。

《灵枢·决气》云："上焦开发，宣五谷味，熏肤，充身，泽毛，若雾露之溉，此谓气。"

这些表述提示：三焦居于半表半里，为水道、气道，外合腠理，使气液宣通，且与诸窍相连，清阳之气游行三焦，可外发腠理，亦可上出上窍。

（三）少阳三焦之病理

《伤寒论》中解释少阳发病时提到"血弱气尽，腠理开，邪气因入，与正气相搏，结于胁下"。此言邪从外入，腠理开，外邪一方面可与正气相搏，结于胁下，此似膜原之部位。另一方面，因三焦外应腠理，腠理开，邪留三焦，清阳郁而化热，上蒸清窍，口苦、咽干、目眩乃作。气郁则水郁，津液停焉，则易为痰饮水湿。

另外，因半表半里之位，脏腑相连，其痛必下，邪高痛下，易犯胃气，激动里饮。若太阴里寒，痰湿内生，波及三焦，气机受阻，亦可郁结化热。因此清代何秀山在《通俗伤寒论》蒿芩清胆汤的按语中说："足少阳胆与手少阳三焦合为一经。其气化，一寄于胆中以化水谷，一发于三焦以行腠理。若受湿遏热郁，则三焦之气机不畅，胆中相火乃炽。"

悬饮证的形成过程形象地说明了少阳与水饮的关系：首先，人体感受外邪，邪入半表半里之胸胁部，患者出现寒热、胁痛之少阳见症，《中医内科学》教材中一般选择柴胡枳桔汤治疗；之后，患者出现饮停胸胁证——此即少阳受累、气郁水停而成。至于饮停胸胁，多数医家选择十枣汤，治在阳明，笔者以为是水饮停留在半表半里，不易排出，故借道从阳明胃肠而出。

（四）名家之佐证

对于如上观点，不少中医名家的观点均是有力佐证。

北京中医药大学孔光一教授提出：少阳理论包括手少阳三焦和足少阳胆，两者在生理、病理上密切联系。他所提"少阳三焦膜系"理论，引《内经》《难经》《伤寒论》经文，以论证"少阳三焦膜系"的生理病理特点。他将三焦膜系分为外通性膜系和内通性膜系，它的形成和形态结构不但与肾、心、肺、肝、胆等脏腑功能关系紧密，且与一身气机、营血循行、感邪伏藏等密切相关，以上各个层面在疾病证候中通过三焦膜系实现相互影响和病机演变。

湖南中医药大学周衡教授提出"三焦腠窍学说"，成都中医药大学陈潮祖老中医提出"三焦膜腠学说"，均认为少阳三焦居于半表半里，与人体水液代谢密切相关。

（五）少阳之主方具有化痰饮之能

少阳之主方为小柴胡汤，其方剂组成为：柴胡半斤，黄芩三两，人参三两，半夏半升（洗），甘草（炙）、生姜（切）各三两，大枣十二枚（擘）。

方中柴胡苦辛性平，专主少阳，轻扬升散，疏透表邪。黄芩苦寒，清泄少阳郁热。柴胡与黄芩合用，透解半表之邪而清泄半里之热，共奏和解表里之功。半夏辛温，和胃、降逆、止呕。半夏与黄芩相配，辛开苦降，开痞散结；半夏与柴胡互伍，升降相因，调升降而畅三焦气机。人参、炙甘草、生姜、大枣既鼓胃气以拒邪深入，又扶正气以助祛邪。半夏、生姜二药相合，乃小半夏汤，可温化痰饮。因此小柴胡汤本方本身就具有化痰利饮、通利三焦之能。

因此《伤寒论》第230条说，服用小柴胡汤之后，可使"上焦得通，津液得下，胃气因和，身濈然汗出而解"。这是因为，服用小柴胡汤后，三焦气机上下升降通畅，则上焦宣通，中焦和畅，津液四布，其下行则大便可解，小便通利，其发布于腠理，则濈然汗出。

如吉益东洞医案：一男子十四岁，通身浮肿，心胸烦满，小便不利，脚亦濡弱，众医无效。诊之胸胁苦满，心下痞硬，四肢微热。作小柴胡汤使饮之。尽三服，小便快利，肿胀随减，未满十服，痊愈。

此患表现虽通身浮肿，但有胸胁苦满，其病机皆与少阳气郁不舒、枢机不利、三焦不通有关。遵照"但见一证便是，不必悉具"之原则，以小柴胡汤解郁利枢，令其"上焦得通，津液得下，胃气因和"，表里上下之气畅达则水化气行，诸症自除。

（六）小柴胡汤之方后注示治饮之法

《伤寒论》小柴胡汤方后注中"心下悸，小便不利者，去黄芩，加茯苓四两……若咳者，去人参、生姜、大枣，加五味子半升、干姜二两"，此两种加减法显然都针对水饮而设。

综上，因为隶属少阳之三焦为水液、元气之通道，仲景所示之少阳主方小柴胡汤兼具利三焦而化痰饮之能，且从少阳病位居半表半里、易与里之太阴、阳明相互影响，因此可以认为少阳与痰饮水湿的关系非常密切。

二、少阳水饮的特点

（一）以呕吐为常见

"心烦喜呕"为少阳之重要见症，其呕吐固然有表邪入里与正气相搏的因素，但内有水饮亦为重要之病因，且小柴胡汤中含有小半夏汤，堪作佐证。

此外，"阳明病，胁下硬满，不大便而呕，舌上白苔者，可与小柴胡汤"。舌上白苔亦可认为水湿之象。

（二）多见孔窍病变

孔窍病变比如喷嚏、流涕、流泪、咽痒、耳痒、眼痒、耳堵、耳部流水等。水饮之邪从三焦借孔道而出，或沿少阳经脉为患。比如台北名医马光亚先生认为：过敏性鼻炎以肝热而气逆者多，治以逍遥散加黄芩、白芷、桔梗、陈皮、半夏。

过敏性鼻炎多有清涕、流泪等水饮见症，从马光亚先生用药来看，所用方药即属少阳小柴胡汤加味。临床见有些医家治疗过敏性鼻炎，应用小青龙汤加菊花，或者小青龙汤加黄芩，均可认为是"主治水饮、兼治少阳"之法。

（三）停留少阳部位

少阳部位为两胁、膜原、孔窍等。

1. 两胁

水饮停流两胁部位，如悬饮多见少阳证。俞济人先生曾治疗一患者，吴某，男，36岁。形寒发热3天，咳嗽气逆，左胁牵痛，胸闷欲吐，遍身苦楚，胃呆，口渴不欲饮，舌苔薄白，脉象弦数。体温40℃，叩诊左下背部呈实音，听诊呼吸音消失。经X线胸透，诊为左下背侧渗出性胸膜炎。治疗用小柴胡汤加葶苈子6g。服药仅2剂，热退净，咳逆、胸胁痛大减

［江苏中医，1961（2）：26］。

2. 膜原

水饮停留于膜原部位。膜原被多数学者归于少阳部位。《中医大辞典》解释："膜原，又名募原。①胸膜与膈肌之间的部位。②温病辨证指邪在半表半里的位置。"邪伏膜原，湿遏热伏，后世医家创立之达原饮、柴胡达原饮亦从半表半里立论，从少阳三焦论治。

3. 孔窍部位

饮停少阳半表半里，需从孔窍而出，或借道阳明胃肠或气道而出，若不能从借道而出，则往往留伏于内，待时而动，成为久咳、哮喘之宿根。

《金匮要略》曰："膈上病痰，满喘咳唾，发则寒热，背痛腰疼，目泣自出，其人振振身瞤剧，必有伏饮。"伏饮伏藏于膈膜之少阳部位，发则出现"寒热、目泣自出"等少阳见症。

笔者临床曾治疗一老妪，过敏性鼻炎多年，来诊时打喷嚏、流清涕，且遇冷发作，发作时身冷身痛，后背痛明显，浑身哆嗦，流涕流泪，咯白稀痰，且口苦，与仲景上述条文非常相似，乃投以小青龙合小柴胡汤7剂，症愈十之八九，再服症除。

三、少阳与他经合病之痰饮探讨

（一）少阳居于半表半里，易与在里之太阴阳明合病

少阳与太阴合病，则易兼夹痰饮。比如临床常见柴朴汤证、小青龙合小柴胡汤证、射干麻黄汤合小柴胡汤证、柴胡二陈汤证、柴苓汤证、柴平煎证、小柴胡合吴茱萸汤、奔豚汤证等。

少阳与阳明合病，易见痰热与湿热。比如临床常见柴芩温胆汤证、柴胡陷胸汤证、柴胡三仁汤证、柴胡苇茎汤证、蒿芩清胆汤证、甘露消毒丹证、柴胡猪苓汤证等。

清代名医叶天士在《外感温热篇》第7条云："再论气病有不传血分，而邪留三焦，亦如伤寒中少阳病也。彼则和解表里之半，此则分消上下之

势，随证变法，如近时杏、朴、苓等类，或如温胆汤之走泄。因其仍在气分，犹可望其战汗之门户，转疟之机括。"

叶天士论述湿热证治疗，提出湿热证有类伤寒之少阳病。后世医家认为伤寒之少阳病侧重足少阳胆，而叶氏所论侧重手少阳三焦。不论如何，笔者临床治疗湿热证，常见口苦、咽干之少阳病症状。

此外，少阳亦可与少阴（表阴证）合病，如临床可见小柴胡汤合麻黄附子细辛汤证。

（二）他经痰饮病温化后，邪气易从少阳转出

临床笔者常见太阴病小青龙汤证或射干麻黄汤证，治疗后痰饮渐去，可出现咽干、咽痛、口苦之少阳证症状；少阴病麻黄附子细辛汤证，治疗之后患者常易出现咽干痒之少阳证症状。病情由阴转阳，当为佳兆。

四、探讨少阳与痰饮关系之临证意义

（一）痰饮水湿，先思少阳

明确少阳与痰饮水湿的密切联系后，在临床遇到痰饮水湿病时，要想到少阳。"病痰饮者，当以温药和之"，治疗痰饮单纯温化，恐失全面，要注意疏利。

比如合用四逆散。临证如四逆散合半夏厚朴汤、四逆散合五苓散等。昔时范中林先生用四逆散加桔梗、茯苓治疗淋证小便不利可为佐证。

（二）顽固水饮，莫忘少阳

如久咳不已，常有寒饮伏于少阳之证，应用小柴胡汤去人参、生姜、大枣，加干姜、五味子，或者根据仲景方后注去黄芩加茯苓而收效。

如笔者曾治疗一福建老妪，肺纤维化 5 年，一直咳嗽，动则气短，痰白量少，咽痒而干，辨证内有微饮，病在少阳，处以小柴胡汤去人参、生姜、大枣，加干姜、五味子，半月而咳嗽愈。后家人来诊，诉一直未咳，

唯余从事劳作时气短。

（三）未病先防，兼顾少阳

治疗水饮，温化为正治之法，但温化之后易从阳化热而呈现少阳郁热，因此治疗水饮证，在温化水饮的同时可考虑合入小柴胡汤，未病先防，有"先安未受邪之地"之意味。

笔者应用射干麻黄汤、小青龙汤和麻黄附子细辛汤均有无明显少阳证而合用小柴胡获效之病案，至于与不合小柴胡汤的治疗对比，仍需进一步临床比较研究。

第八节
微饮停胸咳源头，治疗仍于经方求

慢性咳嗽是临床常见病，主要包含咳嗽变异性哮喘、鼻后滴漏综合征、胃食管反流性咳嗽等，西医治疗主要采用抗组胺、激素、制酸剂以及对症止咳化痰治疗，上述疗法只对部分患者有效，且副作用较多，停药后咳嗽易反复，导致咳嗽迁延不愈，影响患者的生活质量。

在慢性咳嗽的治疗方面，中医有独特的优势。治疗慢性咳嗽有学者从风立论者，有从虚寒立论者，也有从瘀血立论者，有从燥立论者。笔者在临床上发现不少慢性咳嗽患者与内有水饮有关，关注水饮的治疗，可以提高临床疗效。下面笔者就慢性咳嗽与微饮关系做一探讨。

一、正本清源查所宗，微饮证治始仲景

微饮这个名词，始见于汉张仲景《金匮要略·痰饮咳嗽病脉证并治》"夫短气有微饮，当从小便去之，苓桂术甘汤主之，肾气丸亦主之"，描述水饮停留，妨碍气之升降，故见短气，而又仅见短气一症，说明水饮尚属轻微，故称"微饮"。另有"水停心下，甚者则悸，微者短气"，指胃中水饮澹荡，严重者可水气凌心而为心下悸动，轻者妨碍呼吸而为短气。

从文中所述，可见微饮有如下几个特点。

第一，从概念而言，微饮当属于水饮，指水饮之轻微者。

第二，形成原因：不外乎阳气不化，其本在于脾肾。其形成的病理改变为水饮内阻，导致气机升降失常。

第三，典型的临床表现为短气，可否伴有其他症状，仲景没有明言，但根据临床实践结合《金匮要略》原文，应可伴有其他症状，比如小便不

利，咳嗽等。

第四，治疗方法:《金匮要略》上说"当从小便去之"，从此文来看，不少学者认为微饮的治法应为利小便，这是误解，仲景并未名言利小便，且仲景在《金匮要略》中有直言利小便之说。

比如:"诸有水者，腰以下肿者，当利小便，腰以上肿者，当发汗乃愈"。此处所言当从小便去之，只是就其邪气出路而言，正如有学者所言"从小便去之，应是指水饮邪气离开人体的途径而言，即让饮邪从正常水液运化的道路而自去"。

饮居于表，如溢饮者，可因势利导，发汗乃愈。饮留于内，可从小便而出。然用何种方法使饮邪从小便而出，依据患者证候不同而采用不同方法。如健脾使之通，温肾使之通，宣肺使之通，但能令水饮化气成水，从小便而出，皆为确当之法。

故笔者以为，此处当从小便去之，未必非用茯苓、泽泻之类利水之药，其他药物如干姜、生姜、桂枝、白术等皆可看作化气行水之品，而使小便通利。

一句话，"当从小便去之"应服从于"病痰饮者，当以温药和之"之大法。仲景所给出的苓桂术甘汤、肾气丸亦是据此大法而立的。

二、慢咳病因千万般，常有微饮夹其间

慢性咳嗽，其病因多种多样，我曾经论述慢性咳嗽多与少阳有关，且有少阳夹湿、少阳夹瘀等，但很多慢性咳嗽常有夹饮的情况。

众所周知，支气管哮喘相当于中医的哮病，传统观点认为其发病原因为内有宿痰伏肺，遇外感引触而发。如仲景在《金匮要略·痰饮咳嗽病脉证并治》所云"膈上病痰，满喘咳吐，发则寒热，背痛腰疼，目泣自出，其人振振身瞤剧，必有伏饮"。

而很多慢性咳嗽，如变应性咳嗽、咳嗽变异性哮喘，从西医发病机制来说与支气管哮喘类似，都是气道炎症导致气道高反应，炎性渗出物其实

就相当于中医的水湿。

因此从中医发病机制而言，慢性咳嗽与哮病非常类似，即内有水饮，只不过慢性咳嗽患者的水饮不似典型的支气管哮喘那样严重，可导致喉中哮鸣如吼，痰声辘辘，而仅仅表现而咳嗽、气短、胸闷而已，此时水饮尚微，当属微饮。如小柴胡汤方后注之咳嗽者，去人参、生姜、大枣，加干姜、五味子。

清代医家陈修园于《医学实在易》中说：胸中支饮咳源头，方外奇方莫漫求，更有小柴加减法，通调津液效优优。他如四逆散方后注亦云：咳者，加干姜、五味子。此皆化饮之法，然其饮邪未盛，无大量咳吐白色泡沫样痰之典型症状，故属微饮。

也正因为饮邪尚微，容易被医生忽视。且痰与饮治法不尽相同，故遇兼有微饮之咳嗽患者，若单纯用宣肺化痰、降逆止咳等常法，不知祛饮，则饮邪不除，致咳嗽难止，所以易迁延不愈而成慢性咳嗽。

三、温药和之小便通，慢咳虽久可奏功

若经临床辨证，慢性咳嗽确属微饮内停者，可根据"病痰饮者，当以温药和之"，以及"当从小便去之"之法则，祛除水饮，则咳嗽立止。若未能明辨微饮，单纯止咳，则难以奏功，此即咳嗽迁延日久之原因所在。

除饮之法，可用苓桂术甘汤、肾气丸之类，亦可采用仲景所示之干姜、细辛、五味子法，如真武汤方后注所云：咳者，加干姜、细辛、五味子。或干姜、五味子法，如小柴胡汤及四逆散方后注所示。若有小便不利之症，可参照仲景药证，加茯苓以利小便。

有学者认为干姜、五味子法非为水饮而设，乃为寒邪所立。笔者认为，寒与饮此处不能截然分开，《灵枢·邪气脏腑病形》云："形寒寒饮则伤肺。"用干姜、五味子者，既可散寒，又可化饮。

然慢性咳嗽患者夹饮者，常有咳吐白痰，大便常不成形，从四逆散方后注"咳者，加干姜、五味子各五分，并主下利"来看，干姜、五味子所

治当有水湿之邪，且陈修园先生对小柴胡汤治咳之加减法也认为是治疗胸中支饮之方，由此看来，言干姜、五味子化饮确有根据。兹就从微饮论治慢性咳嗽举案例两则如下。

病案1

亢某，女，67岁。2011年11月30日就诊。主诉"咳嗽半年"。4月因咳嗽于北京医院行CT示：右肺中叶两小结节影。考虑感染可能，给予抗感染治疗效果不佳，一直咳嗽，遂来我院诊治。

刻下：咳嗽，痰白稀，量少，咽干，口苦，大便可，小便量少，舌淡红，苔薄白，脉细滑。

诊断：咳嗽。

辨证：少阳夹饮。

立法：和解少阳，化饮止咳。

处方：小柴胡汤加减。

方药：

柴胡12g　茯苓12g　清半夏15g　炙甘草6g

干姜6g　五味子15g

7剂，水煎服，早晚分服，日1剂。

2011年12月7日二诊：咳嗽减半，痰量减少，痰白黏稠，口干，咽痒，小便量增多，舌淡，苔薄白，脉细弦。前方再进7剂而咳止。

按语：咽干，口苦，少阳证确，痰白稀，此寒饮之象，小便少，水饮之征，故辨证当属少阳夹饮。按小柴胡汤方后注，小便不利，去黄芩加茯苓，咳者，去人参、生姜、大枣，加干姜、五味子，1周而咳嗽减半，两周而咳止，证明药证相合，故半年之咳嗽，两周而收功。

病案2

边某，女，60岁，2015年1月15日就诊。主诉"咳嗽胸闷5个月"，于外院多次就诊，阜外医院各项检查除外心脏疾患，上月于我院查胸CT

示：轻度肺间质改变。予左氧氟沙星口服，效果不佳。

来诊时见胸闷，咳嗽，干咳少痰，无咽中不利，气道不适，每次发作时自觉心下气冲，心脏悬起来，即发胸闷咳嗽，烦躁。大便正常，小便易失禁，平素畏热，口苦，汗出，面色淡黄。舌胖暗，苔薄黄，脉右细弦，左沉细。

诊断：咳嗽。

辨证：水饮上冲，胸膈郁热。

立法：化饮降逆，清宣郁热。

处方：桂枝生姜枳实汤合栀子豉汤。

方药：

枳实 10g　桂枝 10g　生姜 15g　炒山栀 10g

淡豆豉 10g

7 剂，免煎颗粒剂。

1 周后复诊，诉服药第一剂后胸闷、咳嗽即止，连续 4 天无症状，前日咽中不利，堵闷，胸闷欲咳，无心悬感，大便正常，口苦。舌胖暗，苔薄，右寸实弦滑，左细滑。

前方加清半夏 15g，苏叶 6g，茯苓 12g，厚朴 10g。7 剂后症余一二，咽干口苦，舌脉同前，取柴朴汤合橘枳姜汤善后。

按语：本患咳嗽日久，干咳少痰，痰饮最容易被忽视。然来诊见脉单侧偏弦，此水饮之脉，《金匮要略》云"脉偏弦者饮也"。心下气冲，心悬，水饮上冲之征。《金匮要略·胸痹心痛短气病脉证治》中云"心中痞，诸逆心悬痛，桂枝生姜枳实汤主之"。

胸闷有类心中痞，心下气冲而似诸逆，心脏悬正是心悬痛之描述，故当为桂枝生姜枳实汤证，而胸闷、气道不适、畏热、汗出口苦，为胸膈郁热之栀子豉汤证，首诊将二方相合而取效明显，证明辨证准确。

二诊症状略反复，结合脉象，右寸弦滑，咽喉堵闷，应为复感外邪、内有里饮之半夏厚朴汤证，合半夏厚朴汤而症状大减，咽干口苦，少阳证现，故三诊取柴朴汤合橘枳姜汤善后。

第二章

经方医病

感冒是临床常见病，应用经方的机会非常多。有人说《伤寒论》就是一部外感病的专书，这未免有些片面，但《伤寒论》中太阳病篇幅最大，确实为如何治疗外感病指明了方向。其中的很多方剂至今仍是临床治疗感冒的首选方药。

一、阴阳辨治

感冒症状表现为发热、恶寒、身痛等，按六经辨证属于表证，表证有阴阳之别。"病有发热恶寒者，发于阳也，无热恶寒者，发于阴也"，《伤寒论》这段条文给出了审查阴阳的关键，按照胡希恕老师的六经八纲理论，这个条文是区分表阳证与表阴证的最重要的依据。《中医内科学》教材在讲述感冒时强调分清风寒与风热，而对于六经辨证而言，辨别表阴证与表阳证非常重要。

（一）表阳证

1. 单经病

（1）麻黄汤证

普通感冒以表阳证居多。太阳病多见于感冒初起，典型的太阳病可以见到恶寒发热，身疼痛，无汗，属于太阳表实证，可开麻黄汤一汗而解。曾治疗一同学爱人，微信诉其症状，恶寒发热一天，无汗身痛，麻黄汤原方一剂，当晚即汗出热退。

刚工作时碰到过典型的麻黄汤证患者，但当时不敢用麻黄汤，开了荆防败毒散，效果也是出奇的好。按经方理论，荆防败毒散也适合表阳证中表实证患者，但较麻黄汤药味庞杂许多。若有患者对麻黄过敏，也可选用荆防败毒散。

（2）桂枝汤证

很多感冒患者发病初起很少就医，多自服感冒药，效果不好方才看医生。因此在医院典型麻黄汤证患者相对较少，而多是汗后感冒症状仍然不解者，因此桂枝汤证患者反而为数不少。

表现为恶风寒，低热，汗出，身懒乏力，脉浮或细滑，处方桂枝汤可以很快缓解，注意服桂枝汤一定要喝粥，盖被取汗，另外要频服。

2. 两经合病

有些患者受凉感冒后，由于邪气较盛，或者处理不好，这种处理不好可以因为调摄失宜，也可以是治疗失当。此时邪气内传，容易出现两经合病或并病的情况。

（1）柴胡桂枝汤证

比较常见的两经合病有太少合病，临床见恶风寒，发热或无热，咽痛，流涕，不欲饮食，脉浮弦，多为柴胡桂枝汤证。口渴，可去半夏加天花粉；发热明显伴口渴，可加生石膏。

有些表证不著者，仅是恶风，身体酸懒，伴有少阳证之口苦咽痛等，可直取少阳，直接用小柴胡汤就可以，或者服用中成药小柴胡颗粒也可取效。

（2）大青龙汤证

两经合病除了太阳少阳合病外，太阳阳明合病也不少见，临床表现为恶风寒，身痛或身重，无汗，烦躁或口渴，这种合病比较常用的是大青龙汤。

大青龙汤是在麻黄汤基础上加生姜、大枣健胃，又加生石膏清阳明里热。一些儿童患者由于内有食积，胃肠道有热，外受风寒，出现身痛流涕，可以见到大青龙汤证，成人患者往往在大青龙汤证基础上兼有咽痛，合并少阳证的更多见。

应用大青龙汤时注意麻黄量不可过小，否则影响疗效。

（3）桂枝二越婢一汤证

还有一个方子治疗太阳阳明合病，就是桂枝二越婢一汤，治疗风寒化热的感冒效果不错。我体会该方证患者症状不是很重，热象不重，可见黏涕，口渴，但仍恶寒，身体不舒，脉象倒未必是如原文中描述的"脉微弱"。

2016年初治疗一个常在我门诊就诊的女患者，其既往有支气管哮喘史，感冒1周，流清涕，无发热，咳嗽，痰少，胸闷气喘，大便正常，晚间汗出，多梦，口干，不苦，无咽痛，舌胖淡红，苔薄，脉细滑。

鼻流清涕，太阳病未解，汗出口干，阳明有热，无咽痛口苦等少阳证症状，病在太阳阳明，予桂枝二越婢一汤，1周后咳嗽气喘明显减轻，偶有清涕，再进7剂而愈。

（4）小柴胡加石膏汤证

两经合病还常见少阳阳明合病，在感冒中最常用的是小柴胡加石膏汤，这类患者太阳病的表现已经没有了，但少阳证明显，常有咽痛，食欲不好，且伴有发热、口渴，小柴胡加石膏汤效果很好。

曾治疗过一同事朋友，发热恶寒两周，服退热药后热退，但很快体温复升，根据患者往来寒热、不欲饮食判为少阳证，根据口渴，兼有阳明，开小柴胡汤加石膏，一剂热退，再未发热。

当然也有见大柴胡汤证者，这种患者大便干燥，且有咽痛、发热、口苦等少阳证表现，可直接用大柴胡汤或者大柴胡汤加石膏。

3. 三阳合病

（1）三阳合病之理

感冒时三阳合病临床上非常常见。究其原因，与时下生活方式有关。当今多人们多喜厚味美食、辛辣、醇酒，容易胃肠积热，而又生活节奏快，工作压力大，肝胆常有郁热。因此平素阳明内热及少阳郁热非常多见，再遇外感邪风，则立时呈现三阳合病之证。

因此不少患者初始咽痛，后出现恶寒、流涕，或初始便秘、牙痛，后咽痛、流涕、发热，均是先病少阳或阳明，后出现三阳合病。

我的恩师武维屏教授强调外感发热治从少阳及三阳合治，见解十分深刻。三阳合病，虽然太阳少阳阳明证均见，治疗时往往有所侧重。太阳主开，阳明主阖，少阳主枢。少阳枢机，状如门轴，枢机通利，则开合自如，在里之邪易散，在外之邪难入。

因此三阳合病，治疗当重在少阳。三阳合病之症，太阳多见恶风寒、发热，身痛，头痛；少阳多见咽痛、口苦、咽干，胸胁苦满，不欲饮食等；阳明证多见大汗出，口渴，大便干结等。

（2）三阳合病之治

临证遇到三阳合病者，常可选择柴胡桂枝汤加生石膏，或者大青龙汤合小柴胡汤治疗，近年来我发现感冒患者表现为大青龙汤合病小柴胡汤证者十分常见，多由先有少阳郁热及阳明里热，复感风寒所致。

如夏季因空调的广泛应用，暑热内蕴，复感风寒，而出现大青龙汤证，再加之情绪紧张而兼少阳郁热之柴胡证。若三阳合病时见大便干结，可用大柴胡汤加生石膏再合桂枝汤或葛根汤。

明代医家陶节庵的柴葛解肌汤是治疗三阳合病的妙方，有方歌云"陶氏柴葛解肌汤，邪在三阳热势张。芩芍桔草姜枣芷，羌膏解表清热良"。方中羌活、白芷解表，外解太阳表证，柴胡、黄芩、生姜、大枣、甘草取小柴胡汤之意和解少阳，生石膏清解阳明里热。此方因有葛根，因此对于有项背不舒的葛根证的患者也颇为适用。

另外，因方中有白芷，能通鼻窍，且葛根入阳明经，阳明经脉循鼻，故本方对鼻塞流涕患者疗效不错。2013年笔者曾治疗一31岁女性，鼻塞，流黄涕，头痛，迎风流泪，咳嗽，予柴葛解肌汤一剂头痛缓解，流涕等明显减轻。个人体会，这个方子较柴胡桂枝汤加生石膏治疗鼻部症状为优。

4. 表阳证之兼夹

表阳证外感发热只要辨证处方得当，一般效果很快。有一些患者症状缠绵难除，发热不解者，多因有兼夹所致。俗语道"汗出不解，非风即湿"。

尤其是外感风寒湿邪，或内有湿热，因湿性黏滞，湿性缠绵，因此常使发热不解。若寒湿困表，恶寒发热，身体疼烦，无汗不渴，苔腻，脉浮，可用麻黄加术汤散寒除湿。若兼里热，我常用大青龙汤加苍术，因大青龙汤中有麻黄汤，加苍术后取麻黄加术汤之意，临床效果满意。

曾微信治疗朋友之子，发热两天，中西药服用不效，肌肉酸痛，恶寒发热，口干乏力，苔腻脉细。辨为太阳阳明合病，夹太阳表湿，予大青龙汤加苍术，一剂汗出而症愈。

若外感湿热，症见恶寒发热，周身酸痛，身重，口渴不喜饮，舌红，苔薄腻，脉细濡，常可以选《金匮要略》方麻杏苡甘汤，并且临证确可见到患者如《金匮要略》中所述"一身尽疼，日晡所剧"，莫因此方仅四味药，且剂量偏轻而轻视它，临证辨证准确，轻可祛实，效如桴鼓。

本方在应用时常有合小柴胡汤的机会，可见口苦、不欲饮食之少阳证，且在日晡时恶寒发热增剧，有往来寒热之意味。我在临床上遇到这类轻症的患者，直接用麻杏苡甘汤，可以取效，若不好区分是否兼有少阳证，合用小柴胡汤也没问题。

（二）表阴证

表阴证发热，临床相对少见。若患者病情缠绵，抗感染治疗效果不佳，且出现精神差、舌胖淡、脉微细的表现，应当考虑阴证发热，麻黄附子甘草汤、麻黄附子细辛汤等均可应用。

表阴证亦有合并少阳证之时，可合用小柴胡汤，有学者用柴胡四逆汤治疗发热即是少阳少阴合病之故。

表阴证发热多见于体弱患者，尤其是当今大量反复使用抗生素患者，阳气受戕伐，易出现少阴证。曾治疗一个朋友母亲，因为受凉后出现发热、恶寒、头痛、流涕，后经西医院抗病毒治疗，静点左氧氟沙星，发热一直不退，且咳嗽剧烈。因未见患者，微信开方，予麻杏石甘汤合小柴胡汤。

咳嗽虽然好转，但发热依然，后根据其舌淡、苔根薄腻，考虑阴证发热，处方干姜、炮附子、大枣、金银花、连翘，1剂热退，服完5剂停药，一直未发热。这个患者就是由于大量使用抗生素、清热解毒药物，转为阴证发热，因此从三阳论治效果不佳。

二、主症辨治

（一）身痛

若从主症而言，感冒患者如周身疼痛明显，多为风寒束表所致，多是麻黄汤证，兼里热的话可选大青龙汤。若兼表湿，可用麻黄加术汤，若是湿热，可选麻杏苡甘汤。

（二）鼻塞

若鼻塞流清涕明显，表实证可选麻黄汤，表虚证可选择桂枝汤（桂枝汤证可出现鼻鸣干呕）；如果清水鼻涕量很多，也可考虑应用小青龙汤治疗。

若兼有项背拘急不舒，此为葛根汤证，有汗选择桂枝加葛根汤，无汗选择葛根汤。

（三）咽痛

若咽痛为主，小柴胡汤当为首选。因其有生姜、大枣、人参健脾和胃，补气生津，配合柴胡、黄芩清热，这样既能和解退热，又不会苦寒碍胃。

时下许多医生喜欢罗列清热解毒药物治疗咽痛，尤其是对于脾胃偏弱之人，若应用太过，容易出现损伤中阳的弊端。我治疗外感咽痛多以小柴胡汤加连翘或桔梗来治疗，疗效比较满意。

（四）腹泻

如果是胃肠型感冒，伴见腹泻者，多见以下情况。

1. 葛根汤

患者为表阳证，可选择葛根汤，《伤寒论》原文就提到葛根汤证可以伴见下利。后世治疗泄痢时，清代名医喻嘉言提出一个名词——逆流挽舟，代表方为荆防败毒散，其实此法最早可追溯到张仲景的葛根汤。

我在临床上曾治疗一位护理患者的年轻女性，恶寒发热，伴有腹泻，用葛根汤原方热退泻止。

2. 桂枝人参汤

若是太阳太阴合病的腹泻，则选桂枝人参汤。《伤寒论》第163条："太阳病，外证未除，而数下之，遂协热而利，利下不止，心下痞硬，表里不解者，桂枝人参汤主之。"这类患者表现为腹泻、腹胀、大便清稀、恶寒发热等。

3. 葛根芩连汤

如果表里皆热，表现为鼻塞、流黄涕、发热汗出、下利臭秽，可选择葛根芩连汤。

2017年11月27日治疗某女，34岁，患间质性肺病，一直在我专家门诊就治。月经常数月1行，大便易溏。

此次2天前发热，胃脘痞满，腹泻，痰涕黄，脉滑不静，想到《伤寒论》中说"太阳病，桂枝证，医反下之，利遂不止，脉促者，表未解也，喘而汗出者，葛根芩连汤主之"，此患汗出热不解，脘痞腹泻，脉滑不静，形体肥胖，阳明湿热之证，疏葛根芩连汤1剂而热退，痰色转淡，腹泻即止。

总之，经方治疗感冒疗效卓著，依六经辨证简捷有效，难点在于有一些感冒患者由于误治，变证较多，《伤寒论》也给出了很多治疗变证的方法，关键在于我们临证的时候要遵循仲景提出的"观其脉证，知犯何逆，随证治之"的法则。

慢性咳嗽是指持续时间大于 8 周的咳嗽，广义的慢性咳嗽包含很多病种，包括慢性支气管炎、支气管扩张等，狭义的慢性咳嗽主要是指上气道咳嗽综合征、咳嗽变异性哮喘、胃食管反流病、变应性咳嗽等。西医对一些慢性咳嗽治疗效果不理想，而中医治疗尤其是经方治疗慢性咳嗽有一定特色。

咳嗽是人体的保护性反射，咳嗽日久不愈，从中医角度看，我认为常见的原因有：内有痰饮水湿或瘀血不易祛除，或表虚邪气反复侵扰，或二者兼而有之。

从六经辨证而言，痰饮水湿的产生多与三阴有关，而邪气的反复侵扰，与太阳表虚或少阴有关。六经病皆可以出现慢性咳嗽，以下逐一分析。

一、慢咳之单经病变

（一）太阳病

上文已经分析，太阳表虚，邪气会反复侵扰，导致咳嗽迁延不愈，这类患者多表现为汗出恶风，遇风则咳或喘息，治疗方剂以桂枝加厚朴杏子汤为佳。桂枝加厚朴杏子汤条文提到"喘家作，桂枝加厚朴杏子佳"，提示很多慢性肺病患者受凉急性发作时以桂枝加厚朴杏子为治疗良方。

我在临床应用该方治疗慢性咳嗽，症见痰少色白，或无痰，汗出恶风，遇风则咳或遇风咳剧者，常投之而获效。曾治疗一高中男生，形体肥胖，面色萎黄，多汗恶风，咳嗽 3 月余，遇风流涕，大便易溏，中焦虚弱，太阳表虚，处方桂枝加厚朴杏子汤原方，5 剂而咳止，后其母亲来抄方两次，一直未咳。

一些咳嗽变异性哮喘患者，受凉而咳嗽气短，若与桂枝汤证特点符合，桂枝加厚朴杏子汤有良好效果。若痰黏口渴，可加生石膏清热，咽痛可加桔梗利咽，随证加减往往能取得很好疗效。

（二）阳明病

阳明病属里热证，慢性咳嗽见单纯阳明热证白虎汤证较少，而阳明腑实之承气汤证患者大多咳喘并重，在一些慢阻肺病急性发作时可以见到。

慢性咳嗽常见的如痰热证之小陷胸汤证，常与少阳病合病出现。曾治疗一河南青年男士，慢性咳嗽，胃脘按之疼痛，苔黄腻，咽喉不利，投柴胡陷胸汤，1周而症解，后又服1周巩固而病痊。

葛根芩连汤，作为阳明湿热证之方，临床表现为慢性咳嗽者比较多见，此类患者除咳嗽外，常见大便黏滞不爽，味臭，面部多油，脉象弦滑有力，有些人伴鼻塞黏涕，用葛根芩连汤常有很好疗效。

曾治疗一老年男患，咳嗽数月，面部多油，大便黏马桶，晚间平卧气道有痰声，脉弦滑，予葛根芩连汤加桔梗、薏苡仁、鱼腥草，1周而症大减，且大便畅利，后再服药3周诸症缓解。

麦门冬汤在胡希恕老师的经方体系里属阳明虚热方，原文"火逆上气，咽喉不利，止逆下气者，麦门冬汤主之"，治疗虚热气逆之咳喘症疗效卓著。很多慢性咳嗽患者，尤其是咳嗽变异性哮喘患者，可用此方治疗。此类患者多形体较瘦，咽痒咳嗽，阵发咳嗽，痰少或无痰，脉细，典型患者舌红少苔或有裂纹，也有夹湿者，舌苔黄腻，易误认为湿热。

曾治疗一浙江老妪，咳嗽半年，曾于浙江、上海多方治疗乏效，形瘦舌红，呛咳咽痒，脉象细弦，投麦门冬汤合黄芩泻白散，一周而症去八分，再服两周而痊愈，可见麦门冬汤临证应用得当，疗效满意。

至于麦门冬汤证夹湿热患者，临床上少见，若患者舌苔黄腻，且其他脉证符合麦门冬汤时，要注意是否兼夹湿热。

（三）少阴病

按胡希恕老师学术体系，少阴病属于表阴证，由于阳气不足，此类慢性咳嗽患者可出现畏寒、遇寒咳甚等症状，多伴遇冷则喷嚏流涕，精神委顿，脉象沉弱，或微细，临床可选择麻黄附子细辛汤或麻黄附子甘草汤。

麻黄附子细辛汤临床应用较多，针对少阴咳嗽有良好的效果，若流涕明显可加辛夷、白芷；若咽痛咽痒，可加桔梗；若舌暗，可加当归。

本方不但治疗成人多用，对于有些患病儿童麻黄附子细辛汤也有应用机会，究其原因，概由小儿过食寒凉，加之抗生素过用，戕伐阳气所致。

曾治疗一河南5岁女孩，咳嗽数月，脉象沉细，四肢凉，面色萎黄，投麻黄附子细辛汤加当归而获效。

若麻黄附子细辛汤疗效不佳，药力有嫌不足，可考虑用桂枝去芍药加麻黄附子细辛汤，本方在麻黄附子细辛汤基础上增加桂枝去芍药汤，亦属少阴方，但较麻黄附子细辛汤温散之力更强。

2015年在国际医疗部特需门诊治疗一43岁女性，干咳10个月，感冒后咳嗽，困倦，无痰，有咽呛感，大便不畅，不欲饮食，晨口苦，畏寒，舌胖淡红，苔薄腻，脉沉细滑。处方麻黄附子细辛汤合小柴胡汤。

方药：

炙麻黄6g　炮附子6g　细辛3g　柴胡10g

黄芩10g　炙甘草6g　炒薏苡仁15g

1周后病情无变化，前方去炒薏苡仁加桂枝10g，生姜15g，大枣10g，桔梗10g，杏仁10g，即将麻黄附子细辛汤改为桂枝去芍药加麻黄附子细辛汤，这次服药1周后复诊，咳嗽几愈。前后两次处方的差别就是麻黄附子细辛汤与桂枝去芍药加麻黄附子细辛汤的差别。

（四）太阴病

太阴病属于里虚寒证，中焦虚弱，易生痰饮水湿。因此本经之病，在慢性咳嗽患者中非常多见。很多温化痰饮之方都可作为治疗慢性咳嗽的方剂，比如苓甘五味姜辛夏汤，在慢性支气管炎患者中有很多应用机会。

苓桂味甘汤，治疗咳嗽白稀痰，气逆面赤，有很好疗效。时方中六君子汤、二陈汤等亦属于治疗此类咳嗽方。理中汤作为太阴病经典方，治疗慢性咳嗽，其咳嗽多不剧烈，但遇冷则咳，大便多溏，可用理中汤缓图建功。

甘草干姜汤药简力专，一些慢性咳嗽因中上焦阳虚，且有寒饮者用之甚效。曾治疗一山东老叟，间质性肺病，干咳无痰，活动气喘，苔滑脉细，投甘草干姜汤加当归，1周而咳大减，且活动能力提高。

（五）厥阴病

厥阴病在胡希恕老师理论体系中属于半表半里阴证，代表方剂为乌梅丸，胡希恕和冯世纶老师将柴胡桂枝干姜汤亦归为厥阴方。

乌梅丸在《伤寒论》条文中无治疗咳喘症之论述，然而临床上慢性咳嗽出现乌梅丸证者并不少见，此类患者咳嗽，痰不多，表现为寒热错杂，凌晨厥阴病欲解时咳嗽明显。2016年曾治疗一陈姓女，咳嗽反复发作3年，加重3个月，每晚凌晨3点作咳，苔薄脉沉，投乌梅丸7剂，病愈八成。

柴胡桂枝干姜汤在慢性咳嗽中应用频率较乌梅丸更高，此类患者多口苦、咽干、咽痒，大便不成形，痰少质黏，亦有痰黏滞咽喉者，若舌暗，苔腻，可合用当归芍药散养血利水。应用此方治疗很多患者，我的体会是若辨证准确，一般1周多能症状明显减轻。

2015年治疗一35岁女士，是中医科学院同道，感冒后咳嗽3月余，曾咯血两次，外院肺CT显示正常，自己针灸、找同事处方效果均不理想，遂经人介绍来诊。刻诊：咳嗽，痰不多，色黄，偶咽痒。大便溏，小便调，眠安。月经提前4～5天，有血块，足冷，膝部凉疼。舌胖淡红，苔薄黄腻，脉细滑。

辨证：上热下寒证。

处方：柴胡桂姜汤。

方药：

柴胡 12g 黄芩 10g 天花粉 12g 桂枝 10g

炮姜 6g 炙甘草 6g 生龙骨、生牡蛎各 10g（先煎） 桔梗 10g

炒薏苡仁 15g

服药 1 周，咳嗽几近痊愈，好转九成以上，前方去炒薏苡仁，加苏子 10g，再服 1 周痊愈。

（六）少阳病

狭义的慢性咳嗽最多见的还是病在少阳，如咳嗽变异性哮喘、鼻后滴漏综合征、变应性咳嗽等多表现为咽痒作咳，而咽是半表半里之地，咽痒是少阳证常见表现，少阳病的特点也是因为血弱气尽，腠理开，邪气因入，在半表半里之地正邪交争，容易形成拉锯战，而转为慢性。

1. 少阳夹饮

病在少阳者，当用小柴胡汤，而中医院校教材，包括《中医内科学》教材对小柴胡汤治咳均很少提及。翻阅前贤文献，北宋伤寒大家许叔微先生曾有"小柴治咳值千金"的论述，清代医家陈修园先生在《医学实在易》注小柴胡汤方时，写到"胸中支饮咳源头，方外奇方莫漫求，更有小柴加减法，通调津液效优优"，两位大家可谓对小柴胡汤治咳深有体会者。

我个人在临床上治疗咳嗽表现为少阳证者，都是遵照仲景条文进行加减，原文提到小柴胡汤治咳时去人参、生姜、大枣，加干姜、五味子，后世学者称之为六味小柴胡汤，干姜、五味子有温化寒饮、止咳降逆的功效，因此六味小柴胡汤所治之证，我个人称之为少阳夹饮证，也就是陈修园先生提到的胸中支饮。方子虽然只有六味，但疗效卓著。

2016 年 6 月治疗一位 33 岁男士，咳嗽两月余，无痰，咽干咽痒，舌胖淡红，苔薄黄，脉细弦。证属少阳，予六味小柴胡汤加味。

方药：

柴胡 12g 黄芩 10g 姜半夏 10g 干姜 6g

五味子 10g 桔梗 10g 杏仁 10g 生石膏 30g

当归 10g　　炙甘草 6g

服药 3 剂后咳嗽即止。

2. 少阳夹湿

除了少阳夹饮外，少阳还容易夹湿，湿性缠绵，迁延难愈，易成慢性。兼夹寒湿，可以用小柴胡汤与平胃散相合，称柴平煎，此类患者多有胃脘胀满等脾胃症状。

2019 年治疗一老妪，咳嗽，流涕咳嗽，咳痰色白，量多，质黏，胃微胀，大便正常，口微苦，舌胖淡红，苔白腻，脉弦滑。予柴平煎治疗迅速好转，后来患者每次咳嗽多用此方治疗，即能缓解。若兼夹湿热，可选择小柴胡汤合三仁汤。

3. 少阳夹瘀

除了夹饮、夹湿外，少阳夹瘀也时有发生，咳嗽日久，病及血分，见咳嗽，咽痒，无痰或少痰，舌质紫暗，治疗多选择小柴胡汤合桂枝茯苓丸，或合用血府逐瘀汤。

2018 年末治疗一大连中年男患，咳嗽半年，肺 CT 及肺功能均正常，咳嗽，痰少，色白，质黏，无喉中哮鸣，咽痒，大便正常，小便畅，口和，眠差，纳正常，舌胖暗，有瘀斑，苔薄，脉细弦。辨证为少阳夹瘀，处以小柴胡汤合桂枝茯苓丸，14 剂后症状痊愈。

4. 少阳与他经合病

（1）少阳太阳合病

病在少阳的慢性咳嗽，除了夹湿、夹饮、夹瘀之外，也常常和他经合病致咳，常见的太阳少阳合病，柴胡桂枝汤就非常多用，很多过敏性咳嗽表现为此类型，这类患者一方面怕风，遇风则咳，另一方面咽痒，急躁亦咳，咽喉部非常敏感。

曾治疗一山西朔州女孩，咳嗽多年，在北京多家医院用西药布地奈德吸入剂、孟鲁司特等效果不佳，突出表现即遇风则咳，咽痒咳嗽，处以柴胡桂枝汤加厚朴、杏仁，1 周后症状减轻，又服两周，病情痊愈，几年后患者还来京工作，门诊找我治疗痤疮，诉自那次治疗后咳嗽一直未发。

（2）少阳太阴合病

再有少阳太阴合病，此类患者柴朴汤应用最多。表现为咽喉异物感，咽干咽痒，咽喉有痰，难以咯出，大便易溏，恩师武维屏教授称此类型咳嗽病机为郁痰犯肺，就是木郁生痰犯肺。如果辨证准确，治疗得当，应用柴朴汤往往能取速效。

2014年2月治疗一赵姓中年女士，咳嗽两月余，咳嗽，痰白，量少，质稀，咽中异物感，口苦，大便溏，咳时遗尿。舌胖淡红，苔薄，脉细滑。

辨证属于少阳太阴合病，处方柴朴汤。

方药：

柴胡 12g　黄芩 10g　清半夏 15g　生姜 15g

大枣 10g　炙甘草 6g　党参 10g　厚朴 10g

苏子 10g　茯苓 12g　桔梗 10g　杏仁 10g

当归 10g

服药第2剂咳嗽就明显减轻，1周后复诊咳嗽已缓解。

（3）少阳阳明合病

少阳合病阳明者，可合病阳明痰热，见到咽干咽痒，又有咯吐黄黏痰，可用小柴胡汤合《千金》苇茎汤，或合小陷胸汤。若兼阳明腑实证，可直接用大柴胡汤。

2012年9月治疗一女患，45岁，干咳3月余，干咳无痰，咽干痒，大便干，口干苦，不欲饮食，睡眠可。舌胖暗，苔薄，脉弦。典型的少阳阳明合病，用大柴胡汤原方，1周后症状好转一半，二诊合桂枝茯苓丸，再服1周痊愈。

二、慢性咳嗽之多经合病

临床上慢性咳嗽仍以多经合病多见。除了上述少阳与他经合病外，慢性咳嗽还有一种非常常见的证候，就是太阳太阴合病，也就是外邪里饮证。内有水饮，感受外邪，治不得法，容易迁延不愈。这类咳嗽患者表现为遇风作咳，流涕，兼有各种水饮表现，比如泡沫白样痰、小便不利等。一些过敏性鼻炎、咳嗽变异性哮喘、慢性支气管炎等可出现此类咳嗽。

2015年曾治疗一中年男性，咳嗽半年余。曾于北大医院查肺CT，血象、过敏原均正常，服阿奇霉素、沐舒坦以及中成药等无效。就诊时咳嗽，咳痰色白，量少，质黏，气道不适，汗多，遇风冷咳嗽明显，大便正常，小便调，口干，眠安，纳佳，手足心热。舌淡红，苔薄腻，脉浮滑。

辨证为太阳太阴阳明合病，选用厚朴麻黄汤。

方药：

厚朴15g　炙麻黄6g　杏仁10g　五味子15g

清半夏15g　浮小麦30g　生石膏30g　干姜6g

细辛3g

7剂，免煎颗粒。

1周后病情好转九成，再进7剂病愈。

总之，慢性咳嗽是中医治疗的优势病种，经方治疗常有佳效，六经病均可见慢性咳嗽，但以少阳病最多见，且常常以多经合病形式出现，按照六经八纲辨证，方证辨证准确，可很快取效，亦可临床治愈。

最后，我用一首诗对慢性咳嗽的经方治疗做一总结：

> 咳转慢性莫慌张，六经漫求重少阳。
>
> 夹湿夹饮夹瘀血，表虚邪扰桂枝汤。
>
> 外邪里饮常兼病，寒热错杂正气伤。
>
> 观其脉证随证治，千金不易小柴方。

过敏性鼻炎患者在临床越来越多，患者涵盖了各个年龄段，它的临床表现主要是喷嚏、清水样涕、鼻塞、鼻痒等，可伴有眼痒、结膜充血等眼部症状。目前对于该病的治疗，西医多以抗过敏、白三烯受体拮抗剂以及激素治疗为主，起效快，但副作用相对大，且容易复发。中医治疗特别是经方辨证治疗有较好的疗效。

一、过敏性鼻炎的病机特点

（一）经典条文寻病机

遍查《伤寒论》《金匮要略》，书中和过敏性鼻炎相关的条文不多，主要有有以下几点。

第一，"湿家病身疼发热，面黄而喘，头痛鼻塞而烦，其脉大，自能饮食，腹中和无病，病在头中寒湿，故鼻塞，内药鼻中则愈"。此处提到鼻炎病因为头中寒湿，病位在表。

第二，"肺痈胸满胀，一身面目浮肿，鼻塞清涕出，不闻香臭酸辛，咳逆上气，喘鸣迫塞，葶苈大枣泻肺汤主之"。此处条文提到鼻塞、清涕出等症状与过敏性鼻炎非常类似，其病机当是水饮，且仲景给出了治疗方药——葶苈大枣泻肺汤，后世不少医家治疗过敏性鼻炎时常用此方。

第三，"夫中寒家，喜欠，其人清涕出，发热色和者，善嚏"。这段文字描述即过敏性鼻炎的表现，指出其原因首先是中焦阳虚之人，仲景称之为"中寒家"，这也提示过敏性鼻炎患者应以中焦脾胃阳气不足之人多见。

第四，"太阳中风，阳浮而阴弱。阳浮者，热自发；阴弱者，汗自出。

啬啬恶寒，淅淅恶风，翕翕发热，鼻鸣干呕者，桂枝汤主之"，这段文字本是桂枝汤最重要的条文，因为其中描述了鼻鸣，联想开来即鼻痒、鼻塞、喷嚏、流涕，属于太阳表虚，卫外不固，后世很多学者用桂枝汤治疗过敏性鼻炎，验案很多。

从以上张仲景的论述看，过敏性鼻炎患者体质上应该是中阳不足，且病机有水饮，即是病在太阴；而另外一面就是当有表证，不管是头中寒湿，还是太阳表虚。

（二）象思维析病机

从象思维来看，典型的过敏性鼻炎，突然发作，也可迅速缓解，有似自然界之风象，且此类患者多有瘙痒的症状，如鼻子痒、咽喉痒、眼睛痒，甚至耳朵痒，而痒也为风象。此外，多数患者流清水鼻涕，这些都是水饮之象。因此，从象思维角度看，本病与风和水饮关系密切。

（三）六经八纲析病机

按六经八纲辨证分析，外有风，内有饮，就是外邪里饮证，病位为太阳太阴合病，或少阴太阴合病。从临床症状分析，喷嚏、流涕、鼻塞、鼻痒属于表证，而清水样涕属于里饮证。若伴有眼痒、目赤，考虑是影响到少阳；若鼻涕转黏甚至色黄，则考虑饮郁化热，合病阳明。

二、过敏性鼻炎的六经辨治

（一）单经病变

从临床实践看，本病单经病变少见，但也可以见到，多为单纯太阳病或少阴病。

1. 太阳病

太阳病以桂枝汤或桂枝加厚朴杏子汤证应用为多。这类患者表现出典型的表虚特点，也就是汗出恶风，遇风就打喷嚏、流涕，但水饮不重，故鼻涕少，甚至没有鼻涕。有些患者伴见胸闷憋气，可用桂枝加厚朴杏子汤。

2010 年 4 月在维也纳曾治疗一年轻女患，过敏性鼻炎 3 ~ 4 年，每年春季发作，因一起打乒乓球，诉遇风冷就喷嚏流涕，并且有胸闷，在西医院曾用雾化激素治疗，但药力一过，病情依旧，舌淡红，苔薄，脉细滑。

当时开了桂枝加厚朴杏子汤 4 剂，服药后症状基本缓解，又开了 3 剂巩固。第二年她回国，开了原方免煎颗粒 30 剂带走。这种病患体内水饮不重，关键是表虚，卫外不固。用桂枝汤调和营卫，扎紧篱笆，则外邪难入，厚朴、杏仁合生姜、桂枝化饮，病情就会得到控制。

太阳病中另一个常见类型是桂麻各半汤证。《伤寒论》第 23 条描述该方"面色反有热色者，未欲解也，以其不能得小汗出，身必痒，宜桂枝麻黄各半汤"。本方发汗强于桂枝汤而弱于麻黄汤，能使体内及体表水湿从毛孔排出，治疗皮肤病多用，同样治疗过敏性鼻炎也有可用之处。

2011 年治疗一涿州中年男性患者，其困扰于过敏性鼻炎 5 年，2006 年干活时汗出受凉，引发喷嚏流涕，之后逐渐加重，渐渐到流涕不止，外出必须随身携带手纸擦鼻涕，非常痛苦，在北京及涿州多家医院求治，中西药用无数，曾服用西替利嗪、氯雷他定，喷布地奈德等，用药有效，停药后症状加重。就诊时带来了一摞曾经用过的中药处方，用后或无效，或小效，停药即加重。

患者面黄，形体中等，就诊时鼻涕时流，自诉平时非常尴尬，不敢串门，遇冷加重，近年来症状仅有轻重差别，从无间断。且伴有身痒，身痒重则流涕轻，流涕重则身痒轻。口不知味，大便日 3 行，舌苔白厚腻，舌质淡红，脉沉滑。

初以小青龙加石膏汤未效，改以麻黄附子细辛汤也没效，三诊时干脆根据患者身痒，考虑病在太阳，当发其汗，给水湿以去路，投以桂麻各半汤。

方药：

桂枝 10g　白芍 10g　荆芥 10g　防风 10g

赤小豆 15g　当归 10g　杏仁 10g　炙甘草 6g

白芷 10g　苍术 10g　白蒺藜 15g

7 剂，水煎服。

不想 1 周后症状明显改善，患者非常兴奋，说既往服用中药无数，还没有像这次这么有效过，效不更方，再用 1 周，症状好转六成，在家基本不流涕，仅阴天下雨有症状。

2. 少阴病

少阴病作为表阴证，临床上也非常多见，以麻黄附子细辛汤应用最多。附子、细辛温阳化饮，麻黄解表散寒祛风，与过敏性鼻炎的病机非常吻合。

2012 年 8 月，某女，46 岁，过敏性鼻炎病史多年，既往应用布地奈德喷鼻剂，口服顺尔宁，入秋以来喷嚏流涕，遇冷明显，下肢凉，身重，咽喉鼻部堵闷，咽痛，夜间憋醒，面色虚浮，舌淡，苔薄，脉沉细滑。处以麻黄附子细辛汤。

方药：

炙麻黄 10g　炮附片 10g　细辛 3g　辛夷 6g

白芷 5g　桔梗 10g

5 剂，免煎颗粒剂。

服药当日即觉症减，汗出增多，周身轻松，3 剂后鼻咽部堵闷尽除，遇冷喷嚏流涕减少，未用西药，仍有咽痛，舌淡，苔薄黄腻，脉细滑。前方去桔梗，加木蝴蝶 6g，炒薏苡仁 15g，再服 5 剂症状完全缓解。

这位患者常年在放射科工作，很少见阳光，且老在空调房，穿手术服，面色萎黄，寒湿困表，服用麻黄附子细辛汤后的反应就是汗出，寒湿从表而出，所以疗效显著。

（二）多经病变

1. 太阳太阴合病

按过敏性鼻炎的临床表现看，外邪里饮证当最为多见，从六经辨证而言，属于太阳太阴合病。外邪里饮证典型方剂就是小青龙汤。小青龙汤治疗咳喘较多，以咳吐大量白色泡沫痰为主。

而过敏性鼻炎与支气管炎或哮喘不同，是以大量清水鼻涕为主，但与白色泡沫痰一样，都属于水饮证，因此都可用小青龙汤治疗。黄煌教授也提到，小青龙汤治疗水样的鼻涕水样的痰。如果鼻涕转黏，多由饮郁化热所致，可选择小青龙加石膏汤。

2019 年 4 月 29 日诊治一 12 岁女孩，喷嚏流涕 1 年余。1 年前感冒后出现喷嚏流涕，曾用顺尔宁，症状稍好转，停药后反复。中西药物效果不佳。现晨起鼻塞，偶喷嚏，遇冷空气、花粉加重，中午以后好转。鼻涕难出，质黏。无咳喘，纳可，冷饮易腹泻。大便软，眠安，口微干。舌淡红，苔滑，脉弦。

遇冷喷嚏流涕，涕色白质黏，考虑外邪里饮，饮郁化热，处以小青龙加石膏汤。

方药：

炙麻黄 6g　桂枝 10g　白芍 10g　干姜 6g

细辛 3g　五味子 15g　清半夏 10g　炙甘草 6g

辛夷 6g　薄荷 10g　生石膏 20g

7 剂，免煎颗粒。

服药 3 剂就症状缓解，后再服 1 周巩固疗效。

2. 病涉少阳之多经合病

过敏性鼻炎患者中不少人有眼痒、咽痒，甚至耳痒，从这些部位来看，应当属于少阳证，临床上太阳病不解，易传入半表半里，合并少阳证，所以过敏性鼻炎非常容易出现太阳、太阴、少阴合病少阳的情况，比如太少合病的柴胡桂枝汤，比如太阳太阴少阳合病的小青龙汤合小柴胡汤，少阴少阳合病的麻黄附子细辛汤合小柴胡汤等。

曾治一老年女性，70 岁，2014 年 9 月 10 日于特需门诊求治。过敏性鼻炎 4 年余，于西苑医院、二炮总医院、北医三院等多家医院服中药、西药治疗，效果不佳，来诊时诉喷嚏、流清涕，流泪，喷嚏咳嗽时浑身疼痛，背痛明显，身冷，哆嗦，缩成一团，耳堵，耳痒，遇风作咳、闻异味作咳。舌胖暗，苔薄，脉寸关滑。

当时这位老人家的症状让我一下子想到《金匮要略·痰饮咳嗽病脉证并治》中关于伏饮的文字"膈上病痰，满喘咳吐，发则寒热，背痛腰疼，目泣自出，其人身瞤剧，必有伏饮"，症状几乎和原文一模一样，但条文没有给出治疗用方，刘渡舟老师认为应当用小青龙汤，确实从六经辨证为外邪里饮证，且伴有耳堵耳痒，有少阳证，所以当属太阳太阴少阳合病，处方小青龙合小柴胡汤。

方药：

炙麻黄 6g　桂枝 10g　白芍 10g　干姜 6g

五味子 15g　细辛 3g　清半夏 15g　炙甘草 6g

柴胡 12g　黄芩 10g　葶苈子 15g　蝉衣 6g

7 剂，免煎颗粒，每日 1 剂。

1 周后复诊，服药症状明显减轻，病减九成，略有耳痒、喷嚏、咽干、口苦、口干、大便正常、舌暗、苔薄黄、脉滑。病见口干之阳明证，前方加生石膏 20g，7 剂，免煎颗粒。

少阴少阳合病应用麻黄附子细辛汤合小柴胡汤的机会也很多。2014 年 9 月初治疗一 38 岁男性，有哮喘病史，就诊时喷嚏、鼻痒，夜半咳嗽，凌晨 2～3 点发作，无痰，流清涕，咽痒，大便软，汗出，遇冷喷嚏，口和。舌胖暗多裂，脉沉细滑。

先服柴胡桂枝汤 1 周没有效果，夜半咳嗽，凌晨 2～3 点当可从少阳论治，而汗出喷嚏鼻痒，流清涕，应该是表证，初诊从太阳少阳合病，用柴胡桂枝汤无效，二诊结合脉沉，考虑从表阴证入手，予麻黄附子细辛汤合小柴胡汤，用药：炙麻黄 6g，炮附子 6g，细辛 3g，柴胡 12g，黄芩 10g，当归 10g，辛夷 6g。7 剂，鼻塞、流涕、咳嗽均好转五成，小便不利，去黄芩加茯苓 12g，炙甘草 6g。再服 1 周，病情基本缓解。

过敏性鼻炎的表证有表阳证和表阴证的不同，上面这个病例最初从表阳证入手，用柴胡桂枝汤效果不佳，后改以从表阴证辨证，用麻黄附子细辛汤合小柴胡汤效果不错。临床上在过敏性鼻炎患者身上分辨表阳证和表阴证有时确有困难，大体还是从患者精神状态、怕冷程度、脉象微细等几个方面去甄别，实在不行，可以从治疗效果反馈来试验性治疗。

2016年治疗一年轻女孩，19岁，喷嚏流涕，咳嗽白痰，怕冷，口干口苦，舌淡红，苔薄，脉沉弦，用小青龙汤合小柴胡汤，服药1周病无变化，综合怕冷、脉沉，考虑是少阴表证，原方加炮附片6g，改方后服药两天即病情大减，1周后复诊病情好转大约八九成。

前后两周治疗效果差别迥异，关键在一味附子的差别，从辨证来看，就是太阳表证与少阴表证的区别。还有一些患者用小青龙汤有效，但停药后总是反复发作，这时也要考虑少阴问题。此时加用附片，或者补骨脂、淫羊藿等强壮药物，可取得较好的疗效。

3. 病涉阳明之多经合病

过敏性鼻炎也可病涉阳明。一方面饮郁化热，清涕变成黏涕，小便由白转黄，兼有里热。有的干脆就出现黄涕，或黄涕与清涕交互出现，可以在小青龙汤基础上加用石膏、薏苡仁、鱼腥草、桑白皮等，有时患者鼻涕由纯粹的稀白涕转成白黏涕，甚至黄涕，也是病情由阴转阳，可以看作是病情向愈的佳兆。

曾治疗一女士，29岁，2009年10月26日以"喷嚏、流清涕、咳嗽、气喘1周"就诊，手足四逆，不敢吃冷食，舌胖淡，苔薄白，脉沉细弦，用麻黄附子细辛汤合四逆汤1周，病情好转一半以上，但出现涕、痰白黏难出，二诊加生薏苡仁、生石膏，1周后症状完全缓解，但额头起丘疹，口干，改以麻黄附子细辛汤合薏苡附子败酱散收功。

这个患者首诊从少阴太阴合病论治，1周后涕痰量减少，质地变黏，病兼阳明，病情好转，三诊时症状缓解，但额头起丘疹，仍属阳明有热，这就是一个典型的病情由阴转阳、逐渐向愈的案例。

病涉阳明的情况还有一种，属于本有阳明湿热，又复外感风寒，麻黄连翘赤小豆汤可作为这类鼻炎患者的一个可选之方。

我曾治疗一个中年女性患者，每逢秋季喷嚏流涕，病已10年，喷嚏，流清涕，鼻痒，大便溏，口甜，汗出，口干喜热饮，舌暗胖，苔薄黄腻，脉细滑。大便溏、口甜、汗出口干，苔腻脉细，考虑阳明湿热；喷嚏、清涕、鼻痒，外受风寒，为太阳阳明合病。

予麻杏苡甘汤合麻黄连翘赤小豆汤，1周后病情好转一半，并且患者说既往膝盖肿，服药后这个症状消失了，膝盖肿仍属于湿热下注，首诊患者虽然没有说到，但无心插柳柳成荫，因为病机与鼻炎是相同的，所以也印证了首诊辨证正确。

总之，过敏性鼻炎经方治疗的确有理论，也有疗效，从六经辨证而言，表证必备，多兼里饮证，易合病少阳，也有病涉阳明的患者。临床上单经病少见，多以多经合病出现。至于细致的方证辨证，还需要在临床上不断锤炼，积累经验。

支气管哮喘在全球范围内都是高发病，很多过敏性鼻炎患者治疗不得当也会成为支气管哮喘。对哮喘的治疗，西医主要用激素与支气管扩张剂，但存在副作用偏大以及激素依赖等诸多问题。中医药治疗哮喘有悠久的历史，在哮喘的治疗与预防两方面都有独到的优势。

一、哮喘之宿根

中医学称支气管哮喘为哮喘或哮病，这个病名在《伤寒论》与《金匮要略》中均未出现，《金匮要略》中所提"上气""水鸡声"与哮喘临床表现基本相同。关于哮喘的病因，《金匮要略·痰饮咳嗽病脉证并治》中提到"膈上病痰，满喘咳吐，发则寒热，背痛腰疼，目泣自出，其人振振身𥆧剧，必有伏饮"为后世学者广泛遵循，"伏饮说"成为后世认为哮喘发病宿痰伏肺为其宿根说的源头。

仲景此段所论为临床典型的过敏症状，即为过敏性鼻炎导致哮喘，我曾亲身临证见过一位老妇人，2014年于特需门诊就诊，过敏性鼻炎4年余，于多家医院服中药、西药治疗，效果不佳，来诊时诉喷嚏、流清涕，流泪，喷嚏咳嗽时浑身疼痛，背痛明显，身冷，哆嗦，发时身体缩成一团，耳堵，耳痒，遇风作咳、闻异味作咳。舌胖暗，苔薄，脉寸关滑。

此患与仲景原文所述简直如出一辙，听老人家诉说症状后当即想到伏饮这段原文，更加相信仲景是伟大的临床家，他所写的字字句句源于临床实践，然而原文仲景未出方剂，按当代刘渡舟教授之意，投以小青龙汤合小柴胡汤，一周而症愈九成。

二、哮喘急性发作期之经方辨治

伏饮的病因，应该为太阴虚寒，寒饮内生。它伏藏的位置，大概在膈之上下，也就是人体半上半下的位置，既难吐之使出，又难下之使解，故而顽固难医。

伏饮是哮喘发病之宿根，然而单纯有伏饮，可并不出现临床症状，是否发病还需外邪引动，即出现外邪里饮的变化，才出现急性发作，表现为咳喘，喉中哮鸣。即后世所说外邪引动伏痰，痰随气升，气因痰阻，痰气搏结，壅塞气道，致喉中哮鸣如吼。

因此感受外邪，当有太阳表证或少阴表证，临床可见恶寒，或发热，流涕，身冷不适等。此时临证常选择的方剂为射干麻黄汤或麻黄附子细辛汤。

（一）外邪里饮

1. 射干麻黄汤

射干麻黄汤临证治疗哮喘轻中度发作疗效卓著，但见哮喘患者，即便粗于辨证，见症用方，中病者也可有五成。而昧于此方或自视过高的人，依据西医学机理、中药的药理，动辄以虫类及祛风药物抗过敏，把这么一个好方子扔在一边不用，真是可惜。

此方之妙，我以为不是生姜、细辛、五味子的化饮，不是紫菀、款冬花的降气止咳平喘，而在射干一味。《神农本草经》载射干"味苦平，主咳逆上气，喉痹咽痛，不得消息，散急气，腹中邪逆，食饮大热"。

后世本草多认为射干药性微寒，作清热解毒利咽之用。此药于大队温药之中，既可保留其治咳逆上气之功，而不妨碍"病痰饮者，当以温药和之"的总体作用，又有寒温并用之效。

须知"积阴之下，必有伏阳"，故仲景有治疗膈间支饮证之《金匮要略》木防己汤之用石膏，有五苓散水蓄下焦之用泽泻，后世仿此治疗食积保和丸之用连翘。射干麻黄汤之用射干与以上寒热并用类似。

2. 小青龙汤

作为外邪里饮证的经典方，小青龙汤也是治疗哮喘可选之方，然而在典型哮喘患者发作时，小青龙汤证并不多见，多是并发过敏性鼻炎或哮喘日久而出现小青龙汤证，其鼻涕量或痰量远较射干麻黄汤证为多，寒饮的表现较射干麻黄汤为重。

3. 桂枝加厚朴杏子汤

有些哮喘患者初感外邪而发作不重时，有应用桂枝加厚朴杏子汤的机会，《伤寒论》第18条说"喘家作，桂枝汤加厚朴杏子佳"，哮喘患者就是仲景笔下的喘家，初受外邪，可予桂枝加厚朴杏子汤处理，有些过敏性鼻炎而微喘者，胸闷，喉中哮鸣，但症状不重，也可用桂枝加厚朴杏子汤治疗缓解。

4. 麻黄附子细辛汤

而与桂枝加厚朴杏子汤治疗表阳证相对，表阴证麻黄附子细辛汤也常有应用，多为喷嚏、流涕，恶风冷与桂枝加厚朴杏子汤类似，可伴见咳嗽气喘，喘剧时甚至难以平卧。与桂枝加厚朴杏子汤证不同的是，麻黄附子细辛汤证畏寒明显，且倦怠乏力，脉象沉细或沉细弦。

曾治疗一在京打工女士，29岁，10月天寒后出现喘咳，夜间只能侧卧，喷万托林气雾剂效果不佳，痰多易出色白质稀，喷嚏，鼻塞，流清涕，恶冷食，饮食二便可，四逆，口干不欲饮，舌胖淡，苔薄白，脉沉细弦。予麻黄附子细辛汤合四逆汤1周而症减大半，再服药1周而症解。

（二）病涉阳明

1. 饮郁化热

痰饮总有化热之机，外邪可入里化热，饮郁也可化热，此外很多患者常因饮食内伤而致阳明里热，故而很多哮喘患者可兼见阳明病。此时可见痰白而黏，甚至有黄痰可能，《中医内科学》教材治疗热哮常选用定喘汤。

经方治疗饮郁化热，多仿照小青龙加石膏汤法，如可用射干麻黄汤加石膏，不少痰黏甚至是黄痰哮喘患者其实是饮郁化热，采用此法就可获效。个别患者大便干燥，可于射干麻黄汤基础上加大黄。

2. 阳明湿热

除了饮郁化热之外，一些哮喘患者经治疗或疾病不同阶段可出现阳明湿热，表现为苔黄腻，痰黏，大便黏滞不爽，身起湿疹，这种情况可选择麻杏苡甘汤或麻黄连翘赤小豆汤加减。

麻杏苡甘汤是刘渡舟老师称之为"治喘云龙三现"中治疗湿喘之方，然而药凡四味，力嫌不足，可依刘渡舟教授的经验配合后世甘露消毒丹而有良效，我在临床上实践过确实如此。麻黄连翘赤小豆治疗湿热作喘，若兼湿疹更为好用，即便没有湿疹，但符合该方方证，也可取效。

（三）病涉少阳

感受外邪易因正气不足而内传半表半里，或哮喘患者情志内伤，而少阳自病于前，均易合并少阳病，而出现咽干口苦、胸胁胀满等少阳症状，此时可在小青龙汤后射干麻黄汤基础上合用小柴胡汤。有些患者出现咽干、口苦、大便干燥之少阳阳明合病，可选择合用大柴胡汤治疗。

三、哮喘慢性持续期的经方治疗

（一）夹痰夹瘀

哮喘慢性持续期为经过治疗患者症状明显减轻而未尽解，此时可出现咽中有痰难以咯出的半夏厚朴汤证，或合并少阳病的柴朴汤证（小柴胡汤合半夏厚朴汤），兼夹瘀血者十分多见，故胡希恕老师提到的大柴胡汤合桂枝茯苓丸多用于治疗哮喘慢性持续期患者。

2012年8月曾治疗通州李某，男，56岁，咳喘10年，北京医院诊断为哮喘，平素吸入信必可，1周前因感冒喘息加重，能平卧，痰多，色白，质黏，便干，口苦，既往高血压史。双肺呼吸音粗，呼气相偶及干啰音，舌暗红，苔薄，脉弦滑数。予大柴胡汤合桂枝茯苓丸加生石膏，1周后症状明显改善，双肺啰音消失，再进 6 剂，症状完全缓解。

（二）兼夹湿邪

除以上情况外，一些夹湿的患者也容易见慢性持续期。我考虑是因为湿性缠绵，因此较水饮难祛，病情容易迁延。笔者曾治疗一哮喘患者，身体沉重，哮喘控制不佳，舌苔白腻，表有水湿，选择大青龙汤加苍术治疗逐渐使哮喘控制。临床湿热导致的哮喘，如表现为麻黄连翘赤小豆汤或者麻杏苡甘汤合甘露消毒丹证的患者，也可见于哮喘慢性持续期。

四、激素依赖型哮喘的经方治疗

激素依赖型哮喘也多见于慢性持续期，症状不能完全缓解，且时轻时重，此类患者因长期大量使用激素，而呈现虚实夹杂、寒热错杂之象。临床表现见形体肥胖，时发咳喘，怕冷，痰白稀或黏稠，口干苦，面上起痤，大便或干或溏，或见下肢水肿。六经辨证为上热下寒的厥阴病，乌梅丸是常选方剂，恩师武维屏教授在论治激素依赖型哮喘时常选择乌梅丸，临证取得明显效果。

2015 年曾治疗一女性患者，喘憋反复发作 15 年，发作时喉中哮鸣，诊断为支气管哮喘，吸入普米克都保、万托林气雾剂。此患者曾长期服当地自制药末 5 年，曾用过得宝松，亦是因激素依赖型哮喘。

症见喘憋，咳嗽白痰，质稀量中，大便正常，纳少，小便调，口和，胸骨后热，腹、腰凉，下肢凉，手足心热，睡眠时需放于被外，大便易溏，后半夜症剧，舌暗，苔薄腻，脉沉细滑。夜间需要喷万托林 10 余次。辨证为寒热错杂之厥阴病。

方药：

乌梅 24g　细辛 3g　桂枝 10g　黄连 10g

黄柏 10g　当归 10g　党参 10g　花椒 10g

炮附子 6g　干姜 6g　炙麻黄 6g

14 剂，免煎颗粒。

二诊喘憋减轻，夜间万托林需要喷服 2～4 次，再服半月，万托林只需 0～2 次，患者喘憋明显改善。

哮喘中瘀血兼夹非常多见，尤其在激素依赖型哮喘患者中更为突出。由于肺系病患者瘀血证常为痰饮与瘀血并存，因此临证中治疗饮瘀交阻的桂枝茯苓丸和当归芍药散应用机会较多，且多与他方合方应用，与少阳合病概率较高。如小柴胡汤合当归芍药散，称为柴归饮，柴胡桂枝干姜汤合当归芍药散，四逆散合桂枝茯苓丸或当归芍药散，大柴胡汤合桂枝茯苓丸等。

2005 年曾治疗一女性激素依赖型哮喘患者，1 年来服自制无批号药粉，服药不喘，停药即发，考虑激素依赖，予必可酮气雾剂外喷，症状控制不理想，就诊时表现活动后喘憋，胸闷憋气，两胁胀满，痰少色白，舌淡黯，苔薄白，脉弦滑。听诊：双肺少许干鸣音。

六经辨证考虑考虑少阳太阴合病，血虚水盛，予四逆散合当归芍药散合方。

方药：

柴胡 10g　枳实 10g　炙甘草 6g　当归 10g

川芎 10g　赤白芍各 10g　茯苓 10g　泽泻 10g

白术 10g　麻黄 4g　桃仁 10g　杏仁 10g

钩藤 15g

3 剂后肺部啰音消失，再进 6 剂后症状完全缓解，随访半年，病情稳定。

五、哮喘的稳定期经方治疗

哮喘的患者能否治愈？治愈哮喘，这是患者对医生的高标准要求。谁也不敢说能治愈哮喘，毕竟老话说"内科不治喘，外科不治癣"，说明从古至今哮喘都是一个疑难疾病，不好治。但对于一些患者治疗得当，临床治愈还是有可能的。

曾治疗一个电视台女士，25岁，常年熬夜，月经量少。过敏性鼻炎3年，2016年春季发作喘憋，某医院给开了舒利迭等，患者担心西药副作用，没有用药，找我就诊后给她服中药小青龙汤，症状迅速缓解，之后稳定期在小青龙汤基础上加附子、地黄、当归等，坚持服药一年半，过敏性鼻炎及咳喘症状一直没有发作。

停药后随访5年，没有症状，炎热夏季进入空调房也不会喷嚏流涕。当然这只是个案，但也给我们一个很好的提示，有些哮喘是有可能临床治愈的。

总之，支气管哮喘是一个可防可治的疾病，经方在急性发作期、慢性持续期以及缓解期都有很好的方法，如果治疗得当，能很好地控制症状，改善患者生活质量，个别患者有望临床治愈。

第五节
慢性阻塞性肺病的经方治疗

慢性阻塞性肺疾病是常见呼吸病，多与吸烟或者空气污染有关，支气管哮喘患者发病日久也可发展为慢阻肺或者合并慢阻肺。本病在急性加重期合并感染以及重症呼吸衰竭时，西医抗感染治疗以及呼吸支持治疗有优势，而中医治疗在预防该病急性加重以及稳定期治疗防止该病的复发方面有鲜明特色。

一、急性发作期

慢阻肺患者症状表现主要为咳嗽咯痰，平素即有咯痰，内有痰饮，急性加重多由于感受外邪引起。急性发作初期，及早应用中医治疗，迅速缓解症状，防止外邪入里，可使病情很快缓解。

（一）太阳病

若发病早期，症见恶寒发热，咳嗽，气喘，流清涕，咯白痰，量不多。经方桂枝加厚朴杏子汤常常可以选择。桂枝加厚朴杏子汤条文中说"喘家作，桂枝加厚朴杏子佳"，慢阻肺患者平素咳喘反复发作，应该就属于仲景所说的喘家，遇凉发作时，桂枝加厚朴杏子汤是较好选择，桂枝汤可以调和营卫，解肌发表，加厚朴、杏仁后可以降逆平喘止咳，兼有化痰饮之功。

（二）三阳合病

若见恶寒、鼻涕转黄，咳嗽，痰黏色白或黄，常常伴有咽喉不利，六经辨证有恶寒，流涕，太阳表证仍在，咽喉不利多属少阳，痰黏色黄，阳明里热，证属三阳合病，此时可三阳合治，方剂可选麻杏石甘汤合小柴胡汤。若是痰热证，可合用小陷胸汤或苇茎汤，常能收效，我个人体会辨证准确，比服用西药抗生素效果要好。

2016年8月治疗一65岁老年女性，慢阻肺病史多年，咳喘加重两月余，于某西医院就诊，经过抗感染、化痰治疗，效果不理想，仍咳嗽，夜剧，咳黄白相间痰，量多，质黏，咽痛，流浊涕。口干，纳食可，大便不畅，小便可。舌胖红，苔腻，脉浮滑。

辨证属三阳合病，给予麻杏石甘汤合柴胡苇茎汤加减。

方药：

炙麻黄6g　杏仁10g　生石膏30g　炙甘草6g

柴胡12g　黄芩10g　清半夏10g　干芦根30g

炒薏苡仁30g　冬瓜仁30g　桃仁10g　桔梗10g

滑石10g　焦神曲10g

7剂，免煎颗粒，经两周治疗症状基本缓解。

（三）太阳太阴合病

太阳太阴合病，临床上也非常多见，属于慢阻肺急性加重，内有痰饮，外受风寒，出现外寒里饮证，临床见恶寒流涕，咳嗽，甚至气喘，咯痰色白，质地稀薄，量多，对于这种情况小青龙汤是上佳选择。

例如陈某，男，52岁，2009年11月23日就诊。患慢性支气管炎40余年，每年秋冬发作，9月于石景山医院住院查肺功能：重度阻塞型改变，舒张试验阴性。诊断为慢性阻塞性肺疾病。现咳嗽，痰白泡沫样，量多，喘息，口和，遇风冷咳剧。双肺偶闻干鸣音。舌胖淡，苔薄白，脉沉弦。

从其发病情况看，痰白泡沫样，量多，属内有痰饮，本次加重，属外受风寒，遇风冷加重，此类患者西医抗生素治疗效果不好，因抗生素多类似中医清热解毒类药物，而痰饮需要温化，因此西医抗感染治疗对这类患者效果差，甚至越治越重。中医治疗采用小青龙汤散寒蠲饮。

方药：

炙麻黄 10g　桂枝 10g　白芍 10g　干姜 10g

细辛 3g　五味子 15g　清半夏 15g　炙甘草 6g

7 剂后 11 月 30 日复诊，痰量减少，咳嗽减轻，喘息减，症减四成，口和，大便干。查：双肺未闻及干湿啰音，舌胖淡，苔薄白，脉沉弦。前方加陈皮 10g，茯苓 12g，即合二陈汤，按有些专家经验，小青龙汤合二陈汤化痰效果更快。再服两周后，症状完全缓解。

（四）太阳太阴阳明合病

1. 小青龙加石膏汤

若饮郁化热，则见痰白质黏，口干，甚至尿黄，可用小青龙加石膏汤，《金匮要略·肺痿肺痈咳嗽上气病脉证治》："肺胀，咳而上气，烦躁而喘，脉浮者，心下有水，小青龙加石膏汤主之。"慢阻肺中医病名为喘证或者肺胀，因此小青龙加石膏汤确实是治疗肺胀的一张名方，六经辨证属太阳太阴阳明合病。

2014 年治疗一林姓女，59 岁，咳嗽反复发作 30 年，近 3 个月咳嗽时作，痰多，阵发作咳，咯白黏痰，大便不成形，汗出，时喷嚏流涕，眠不实，口干，舌胖淡，苔薄，脉沉细滑。

喷嚏流涕，太阳表证；汗出，痰黏，口干，阳明里热；痰多色白，内有痰饮，太阴里证。总属太阳太阴阳明合病，考虑为小青龙加石膏汤证。

方药：

炙麻黄 6g　桂枝 10g　白芍 10g　干姜 6g

细辛 3g　五味子 15g　清半夏 15g　炙甘草 6g

党参 10g　生石膏 30g　陈皮 10g　茯苓 12g

7 剂，免煎颗粒。

二诊诉服药第 2 剂症状明显缓解，复诊时偶咳，痰几无，睡眠不实，大便溏，口干涕止，舌胖暗，苔薄，脉沉细滑。改以从龙汤善后。

方药：

清半夏 15g　生龙骨、生牡蛎各 30g　白芍 10g　炒牛蒡子 10g

苏子 10g

7 剂，免煎颗粒。

2. 厚朴麻黄汤

说到太阳太阴阳明合病，经方中厚朴麻黄汤也是一张十分常用的方剂。它与小青龙加石膏汤有类似之处，但方中没有桂枝、白芍，而多了厚朴、杏子，较小青龙汤而言，解表力偏弱，而平喘止咳力增强，两方都有干姜、细辛、五味子、半夏，但因缺少了桂枝，厚朴麻黄汤化饮之力似较小青龙汤稍微逊色。但也不能小看此方。

厚朴麻黄汤我治疗慢性咳嗽时应用较多，但慢阻肺患者也有时可用到。2015 年 3 月曾在通州治疗一个老年慢阻肺患者，长期吸烟，已经诊断肺心病，老家在陕西，因孩子在北京工作，来北京帮孩子看小孩，肺功能提示重度慢阻肺，一直于北京某三甲中医院服中药近 1 年，治疗效果不理想。

症见：咳嗽，咯白痰，动则气喘，二便正常，纳佳，眠安，面色黧黑。舌胖暗，苔腻，脉细滑尺沉。先以金水六君煎合六味地黄丸 1 周，效果不理想，改以麻黄连翘赤小豆汤、苏子降气汤加减，均未见明显效果，唯痰量稍减。

4 月 21 日来诊，仍咳嗽，活动后气喘，痰白量少，大便日 1 ～ 2 行，成形，舌胖暗，苔薄腻，脉浮滑。改以厚朴麻黄汤。

方药：

厚朴 15g　炙麻黄 10g　杏仁 10g　山药 15g

五味子 15g　细辛 3g　干姜 6g　生石膏 30g

清半夏 15g　炒薏苡仁 15g

4 月 28 日复诊，诉咳嗽明显减轻，仍有气喘，舌胖暗，苔薄腻，脉滑尺脉无力。前方加熟地黄 30g，当归 10g，服药 2 周后病情明显改善，偶咳，气喘明显减轻，前方加焦三仙以助脾胃运化。之后服用该方近两个月，舌苔变薄，食欲好，气喘、咳嗽、咯痰都有明显改善。

（五）太阳太阴少阳合病

太阳太阴合病，除了易饮郁化热兼阳明病外，更易合并少阳证，个中原因为感受外邪，可从太阳波及少阳，或者有些患者发病之初，即先有情志内伤，着急上火，少阳郁热，然后复感风寒，加之内有痰饮，而形成太阳少阳太阴合病，而见到有口苦、咽干、咽痒等少阳见症。更进一步可兼饮郁化热之阳明病，而出现痰黏口渴。

2014年8月25日治疗一中年女性，咳嗽气喘10年，加重半个月。时喷嚏，流涕，咳嗽，每日凌晨3点左右气喘，喉中哮鸣，痰多白黏，遇冷咳嚏，口干苦，大便溏，日1次，小便正常。WBC $8.62×10^9/L$，N 63.2%，肺功能：重度阻塞改变。支气管舒张试验阴性。查：双肺偶及干啰音。舌红，苔薄腻，脉沉细滑。

喷嚏流涕，太阳表证；痰多色白，便溏，太阴湿饮；痰黏口干，阳明里热；口苦，少阳证。故处方小青龙加石膏汤合小柴胡汤。

方药：

炙麻黄10g　桂枝10g　白芍10g　干姜6g

细辛3g　五味子15g　清半夏15g　炙甘草6g

柴胡12g　黄芩10g　生石膏30g　当归10g

7剂。万托林气雾剂1支，必要时外喷。

2014年9月15日复诊，气道哮鸣已，唯闻异物喘息，眠安，痰量减少。晨起白痰质稀，偶有喷嚏，无流涕，大便溏日1次，口和，纳食佳，万托林气雾剂共用2次。舌胖红，苔薄腻中裂，脉沉细滑。仅服药1周就取得明显效果，停药1周后没有反弹，说明辨证准确，前方加白芥子6g，补骨脂15g，21剂。

二、稳定期

（一）太阴病

慢阻肺稳定期主要表现为咯痰，活动后气喘，个别人有水肿，此时多为太阴病，如有咯痰，色白质稀，大便易软，可选择苓甘五味姜辛夏汤，该方我在临床上应用体会到，虽然药味少，但疗效可靠，且久服也比较安全。

某男，55岁。2015年11月23日就诊，咯痰10年，慢阻肺病史，2015年胸片提示：肺纹理增粗。曾于北京市中医医院就诊。现时咯痰，凌晨4点因有痰憋醒，痰呈果冻样，易出，量不多，大小便调。舌胖淡，苔薄，脉沉细。

脉沉主里，太阴里证，细脉血虚，故以苓甘五味姜辛夏杏汤加当归。

方药：

茯苓12g　炙甘草6g　五味子15g　干姜10g

细辛3g　清半夏15g　杏仁10g　当归10g

7剂，免煎颗粒。

2015年11月30日复诊，痰量明显减少约八分，痰黏，大便不成形，小便可，口干不欲饮，舌淡红，苔薄，脉右沉滑，左沉细。方证对应，效不更方，前方加桂枝10g，取苓桂味甘汤之意，加强温化痰饮之功。

一些慢阻肺患者痰少，以"活动后气喘"为主诉，病在太阴，血虚水盛，可选择金匮肾气丸或六味地黄丸加减。

如张某，男，70岁。2012年4月18日就诊，主诉"咳嗽7年余，活动后气喘4年"。于湖南当地医院诊为慢阻肺、肺气肿，吸入思力华、舒利迭。

刻下：活动后气喘，可爬1层楼，痰少，无咳嗽，大便溏，日2～3行，小便可，夜尿2次，腿软无力。舌胖暗红，苔薄，脉大沉取无力。

六经辨证考虑为太阴病，津血不足，内有痰饮。处方肾气丸加减。

方药：

熟地黄 12g　山萸肉 12g　泽泻 12g　山药 15g

茯苓 12g　牡丹皮 10g　五味子 10g　补骨脂 15g

炒白术 10g　炮姜 5g　炙甘草 6g

7 剂。后自己抄方服药。

2012 年 6 月 27 日复诊，诉服上药后症状改善，可爬 2 层楼，大便成形，痰少，咽痒，口干，近来眼屎多，舌胖暗，苔薄，脉左沉取无力。症状改善，眼屎增多，考虑少阳郁热，上方加柴胡 12g，黄芩 10g。

（二）少阳阳明合病

一些慢阻肺患者形体偏实，慢阻肺稳定期亦可呈现阳证为主，以少阳阳明合病或少阳阳明太阴合病，多数患者呈现气血水同病状态，以大柴胡汤合桂枝茯苓丸为主，合病心衰水肿患者可再合五苓散。

曾治一张姓中年男患，幼年咳喘，病历 50 年，已经诊断肺心病，II 型呼吸衰竭，每日吸入舒利迭 50μg/500μg，思力华，肺功能：FEV_1 15.8%，FEV_1/FVC 31.3%。

就诊时咳嗽，动则作喘，痰黄，量不多，质黏，大便略干，小便少，纳可，口干、苦，眠差，服佐匹克隆，舌暗有裂根，苔薄黄，脉浮弦滑。予大柴胡汤合桂枝茯苓丸。

方药：

柴胡 12g　黄芩 10g　清半夏 10g　枳实 10g

白芍 10g　生姜 15g　大枣 10g　生大黄 4g

桂枝 10g　茯苓 12g　牡丹皮 10g　桃仁 10g

生石膏 30g　川芎 10g　丹参 10g

以此方加减服药两年，病情稳定，咳喘缓解，一直没有发作，平素其爱人来门诊为其抄方。

（三）少阴太阴合病

一些肺心病患者，即便是在稳定期，仍易水肿，甚至服用西药利尿剂仍无法控制，动则作喘，此时属少阴太阴合病，真武汤是比较好的选择。

2000 年左右曾治疗一女性患者，张某，47 岁，患慢性气管炎、肺心病史多年，多次住院治疗。

症见咳嗽，喘息，痰白，口干，动则加剧，口唇紫，面目四肢浮肿，腹胀，纳差，尿少，心悸，舌淡红，苔白，脉沉弦。

证属少阴太阴合病，予真武汤加减。

方药：

制附片 6g（先煎）　猪苓、茯苓各 15g　生姜 10g　白术 10g

白芍 10g　桑白皮 10g　桂枝 10g　泽兰 10g

泽泻 10g　葶苈子 15g　丹参 15g

口服呋塞米 20mg，日 1 次。

用此方加减抄方，患者不但水肿消失，且一年多没再住院。

总之，中医在慢阻肺治疗的全程都可参与治疗，特别是在急性发作早期截断病情进展，稳定期治疗提高生活质量，防止复发等方面更具备特色。

支气管扩张症是呼吸系统常见病，临床患者表现常年咳嗽，咯痰，甚至咯血，其痰色多为黄痰，质地黏稠，甚至有腥臭味。恩师武维屏教授将之类比为肺痈，因肺痈之四大主症为咳嗽、胸痛、发热、咳吐腥臭浊痰，甚至脓血相间。

支气管扩张临床表现和肺痈有相似之处。其病机多数为痰热蕴肺。因此治疗上主张清热化痰为治疗大法。支气管扩张症的患者临床分为稳定期及急性加重期。下面分别论述。

一、稳定期

（一）阳明病

按六经辨证，依据支气管扩张患者的临床表现，稳定期见咳嗽、咯黄黏痰，或痰中带血，当数阳明里热证、痰热证或湿热证为多见。临床的对治方当以苇茎汤为佳。

笔者体会，苇茎汤中芦根色白，清热化痰，生津止渴；桃仁活血，与冬瓜仁合用而通肠腑，给痰热以出路；薏苡仁清热化痰、排脓利尿。四药合用，使痰易咯出，热有出路，全方无苦寒之品，无碍胃之虞，确为治疗支气管扩张之首选方。

如曾治焦某，女，31岁，2015年7月13日就诊，支扩病史3年，3年前出现咳嗽带血，于朝阳医院CT检查诊为支气管扩张，其后反复咯痰咯血。1个月前咯血，为鲜红血丝，于朝阳医院就诊，经治好转。

来诊时仍咯痰，痰为黄绿色，量中等，偶痰中带血丝，大便黏，小便正常。舌淡红，苔薄腻，脉细滑。2010年曾经肺大泡切除史。六经辨证考虑阳明痰热证，处方《千金》苇茎汤加味。

方药：

干芦根30g　炒薏苡仁30g　三七6g　冬瓜仁15g

青黛4g　煅蛤壳12g　桔梗10g　炙甘草6g

炙杷叶12g　焦神曲10g

7剂，免煎颗粒。

2015年7月20日复诊，痰量明显减少，偶咽痒作咳，痰黄有沫，大便日1～2次，成形质黏，舌红，苔薄腻，脉细滑。再以前方7剂以巩固疗效。

（二）少阳阳明合病

本病稳定期亦常现阳明里热证，同时合并少阳证。症见口干口苦，或两胁胀满不适。故与小柴胡汤合用机会较多，其原因既有情志内伤，因致少阳火郁的因素，也有正虚感邪、邪入少阳、迁延不去的因素。

如郝某，女，56岁，河南安阳人，2013年12月26日就诊，咳嗽咯痰7年，在当地医院3次肺部CT诊断为支气管扩张，来诊前刚因症状加重住院治疗，出院后仍咳嗽，咯痰色白质黏，量多，无咯血，晚间咳嗽明显，咽痒，口干，眼屎多，小便急，大便正常。纳可，眠安。舌胖淡红，苔薄，脉寸关弦。

咽痒，眼屎多，脉弦，属少阳证；口干痰黏，属于阳明里热，故本患者当属少阳阳明合病，予小柴胡汤合《千金》苇茎汤。

方药：

柴胡12g　黄芩10g　清半夏15g　生姜15g

大枣10g　炙甘草6g　党参10g　芦根30g

炒薏苡仁18g　桃仁10g　冬瓜仁10g

2014年3月7日于网上写到：此处方服了40多剂药，效果很好，咳嗽轻了很多，痰也基本上没有了，只是咽喉部老觉得黏黏的，咯有少许黏痰，其他无不适症状。可见方证对应，疗效理想。

二、急性加重期

（一）二阳合病或三阳合病

本病易于感受外邪而导致急性加重，形成太阳与阳明合病，或太阳阳明少阳三阳合病。症见发热，恶寒，流涕，咽痛，咳嗽，痰量增多，色黄质稠，痰中带血，或咯鲜血，口干口苦等，此时可用麻杏石甘汤合苇茎汤，或麻杏石甘汤、小柴胡汤与苇茎汤合方。

如冀某，女，61 岁，2014 年 11 月 12 日就诊，支气管扩张症多年，因受凉症状加重来诊，咳嗽剧烈，夜间影响睡眠，痰多，色黄，质黏，咽痒，大便正常，口苦，恶寒，纳可，易饥。查：双肺听诊呼吸音粗，偶及干啰音。舌淡红，苔白腻，脉滑。

考虑三阳合病，治以麻杏石甘汤合小柴胡汤合薏苡败酱散治疗。

方药：

炙麻黄 6g　杏仁 10g　生石膏 30g　炙甘草 6g

柴胡 12g　黄芩 10g　清半夏 15g　生姜 15g

大枣 10g　党参 10g　桔梗 10g　炒薏苡仁 18g

败酱草 30g　苏子 10g

7 剂，免煎颗粒。

1 周后咳嗽明显减轻，已能安睡，近两日晨起咯痰，质黏色黄，白天痰黄白相间，易咯出，头昏，颞侧头痛，大便正常，口苦，纳可，舌胖淡红，苔薄腻，脉滑，前方生石膏改为 45g，加桑白皮 15g，茯苓 12g，加强清热化痰之力。

（二）太阳太阴合病

支气管扩张患者多数咯吐黄黏痰，甚至绿痰，但有些患者经过大量抗生素应用或服用苦寒中药，也有某个阶段出现咯吐白稀痰的时候，多由于苦寒伤及脾胃，出现太阴里虚寒的痰饮证，再遇外感，此时亦当遵照"病痰饮者，温药和之"的原则，可以选择小青龙汤温化寒饮，此亦仲景所云"观其脉证，知犯何逆，随证治之"的具体应用。

曾治疗一李姓患者，男，45岁，2007年1月17日就诊，支气管扩张史多年，双肺支扩，近日咳嗽加剧，痰多色白稀，口干，胸闷痛，压迫感，舌胖暗淡，苔白腻，脉弦。辨证为寒饮内停，饮郁化热，方以小青龙加石膏汤合肝着汤。1月22日复诊，胸闷痛及压迫感缓解，咳嗽咳痰明显减轻，前方再进5剂而咳嗽咳痰缓解。

三、治疗注意事项

（一）顾护脾胃

在支气管扩张症的治疗中，最容易因为反复应用抗生素或者长期应用清热解毒化痰的中药而损伤脾胃，患者会出现腹胀、大便溏薄的情况，此时治疗起来既要清热化痰，又要照顾脾胃，颇为棘手。

我治疗此类患者大体分三种情况。

第一，若痰黄白相间，热象不重，可考虑应用温胆汤法治疗，方中二陈汤健脾化痰，而竹茹可清化痰热。2013年初曾治疗通州一50岁男性，张某，支气管扩张史20年，时常痰中带血，平素痰白黏稠，胸闷，予柴芩温胆汤加减，两年来患者病情稳定，没有再输液，且痰少，胸闷缓解。

第二，若中阳不足，寒热错杂，也可仿效泻心汤法寒温并用，在清化痰热的同时，用干姜温中，若担心出血，可将干姜改为炮姜，这样既能暖中，又可止血。

曾治疗通州区患者王某，女，56岁。初诊：2013年9月17日。咳嗽咯血反复发作40年，支气管扩张史20年，于通州潞河医院胸部CT诊断为支气管扩张，平素服中药，昨晚咯血，量少，色鲜红，自服云南白药。就诊时见咳嗽，咯痰黄，质稠，大便正常，舌红，苔黄腻，脉弦滑。予《千金》苇茎汤合黄芩泻白散清肺化痰。

方药：

芦根 30g 薏苡仁 18g 三七 5g 冬瓜子 12g

桑白皮 10g 地骨皮 10g 桔梗 10g 鱼腥草 30g

白茅根 15g 黄芩 10g 藕节炭 10g 焦神曲 10g

日 1 剂，水煎服。

2013 年 12 月 17 日复诊，以前方加减一直服用，咯血仍时有发作，且出现大便溏，食冷腹泻，肠鸣，舌淡红，苔薄，脉细弦。考虑苦寒伤及脾胃阳气，加炮姜温中止血。

方药：

芦根 30g 薏苡仁 18g 三七 5g 冬瓜子 12g

桑白皮 10g 地骨皮 10g 桔梗 10g 鱼腥草 30g

白茅根 15g 黄芩炭 10g 炮姜 5g 桑叶 10g

焦神曲 10g

日 1 剂，水煎服。

以此方治疗至 2014 年 3 月 25 日，复诊坚持服用，一直未咯血，口干，痰少，色黄，嘱前方续服。

第三，若虚寒较重，正气虚弱，而痰热较盛，亦可仿仲景薏苡附子败酱散法。用薏苡仁、败酱草清热排脓的同时，加附子以强壮正气，临床常可收到良好疗效。

曾治疗北京中医药大学学生，女，21 岁。2012 年 9 月 12 日因"咳嗽一年"就诊，一年前患肺炎后一直咳嗽，咳痰，痰黄白相间，质黏，协和医院 CT 诊断为支气管扩张，大便日一行，成形，月经量少。舌淡红，苔薄腻，脉细弦尺沉。

初以清肺化痰，养血利湿为法。方用《千金》苇茎汤合当归芍药散加减。

方药：

芦根 15g 炒薏苡仁 18g 冬瓜子 10g 桃仁 10g

黛蛤散 10g（包煎） 桔梗 10g 鱼腥草 30g 当归 10g

川芎 6g　茯苓 12g　泽泻 12g　生白术 18g

白芍 10g　蒲公英 15g

十剂，日 1 剂，水煎服。

三诊而病情变化不著。

四诊：2012 年 10 月 31 日。上午及晚间仍咳，痰黄，畏寒，舌暗红，苔薄黄，脉细弦尺沉。结合畏寒，尺脉沉，考虑阳气不足，9 月 12 日方去鱼腥草，加败酱草 30g，炮附片 5g（先煎），7 剂。服药后痰转白，质黏，量少，咳嗽频率明显减少，每日 4 次以下，大便正常。舌暗红，苔薄黄，脉细滑无力。症状改善，证明用附片温补有效，前方再进而症状日减。

（二）三焦同病

支气管扩张症三焦同病的患者亦常见到。上焦痰热蕴肺，咳嗽黄痰，中焦湿热困脾，便溏口黏；下焦水热互结，小便不利。此时治疗当三焦同治，小柴胡汤既能和解少阳，又能通利三焦，苇茎汤清化痰热，再合猪苓汤利水渗湿，在临床上往往能获得较好效果。

曾治疗一尹姓老妪，支扩多年，时常发热咯血，几乎每月都要静点抗生素，形瘦面赤，口干口苦，小便热涩，大便不成形，脉细弦数不静，舌瘦暗红，辨为少阳阳明合病，小柴胡汤合苇茎汤、猪苓汤合方加减，治疗期间一年未再输液治疗。

（三）咯血的治疗

支气管扩张症患者容易出现咯血，咯血有阳证和阴证的差别。如果血色鲜红，伴见阳热症状，考虑阳证者，大便正常或偏干可考虑用大黄，或合用大黄黄连泻心汤清热凉血止血；或加白茅根等清热利尿止血，或黄芩炭等炭类清热止血，如果兼下焦水热，可合用猪苓汤。

此方因有阿胶，故清热利水同时兼能止血。若考虑阴证，血色淡红，兼见其他阴证表现，可考虑用甘草干姜汤，将干姜换为炮姜炭止血，或者合柏叶汤止血。如果考虑瘀血导致出血，可加三七化瘀止血。

总之，支气管扩张症是临床常见疾病，对该病治疗，西医除了抗感染、化痰及对症止血治疗，方法有限，且反复抗感染治疗容易导致细菌耐药。中医学治疗具有独特优势，经方历经千年应用，组方严谨，方证鲜明，用于治疗支气管扩张症确有良效。

间质性肺病近年来发病率越来越高，这一类疾病目前存在着诊断困难、治疗困难、预后不佳的共性，临床上遇到较多的一类是继发性间质性肺病，主要以结缔组织病继发间质性肺病多见，其次是非特异性间质性肺炎，其中以 NSIP 和 IPF 讨论较多。而特发性肺纤维化以及更广义的致纤维化性间质性肺病，因其治疗困难，求助中医治疗者尤其多。

大体而言，间质性肺病还是分为间质性肺炎和肺纤维化两种主要改变，间质性肺炎仍有一定吸收可能，故治疗效果相对好些。而肺纤维化难有有效的方法，目前西医指南中推荐的吡非尼酮和尼达尼布也只是一定程度延缓病变的进展，并且两个药物都有不同程度的副作用。

中医治疗间质性肺病，总体而言效果也不令人满意。恩师武维屏教授将间质性肺病用肺痿和肺痹概括，呼吸系统疾病（如慢阻肺）导致的肺纤维化称之为肺痿，特发性肺纤维化以及肺外疾病如类风湿关节炎、皮肌炎、红斑狼疮、硬皮病等继发的肺纤维化属于肺痹，这类疾病类似《内经》中所讲：五体痹内舍其合，发为五脏痹。

一、六经辨证

（一）少阴病

按六经辨证，肺痹患者多有皮肤、肌肉、关节等在表的症状，因此辨证时要特别注意表证的问题，或单纯表证，或表里合病。若有关节疼痛问题，多属表阴证，容易夹湿或者化热。

曾治一霸州间质性肺病患者，中年女性，于西医院应用激素效果不理想，停药后服用中药，问其关节疼痛，颈项强，舌苔腻，与麻黄加术汤取效，后加入炮附子而胸闷气短症状大为改善。既往走路要含胸，服药后终于可以挺直腰板。这个患者属表阴证，寒湿在表，故而麻黄加术汤合炮附子获得佳效。

再如治疗一辽宁张姓中年男士，其患间质性肺炎、类风湿关节炎，服用激素疗效不佳，后停药，中药予桂枝芍药知母汤，服药后症状日减，坚持服药一年，关节肿痛消失，活动能力极大改善，基本恢复正常，可行走15公里，后来该患者相继介绍过几个间质性肺病患者找我看病。

（二）太阳病

1. 太阳少阳合病

临床上我们发现间质性肺病单纯太阳表证不多，多与少阳或太阴里饮相合。与少阳同病，病情总体轻浅，治疗相对较易。多数以咳嗽为主症，可稍有气短。此时疾病早期治疗得当，可使该病得到较好控制。

2018 年 5 月曾治疗一河北玉田中年男性患者，在朝阳医院诊断为间质性肺炎，予泼尼松、复方环磷酰胺，患者未服。301 医院予吡非尼酮、阿斯美，患者未拿药，寻中医治疗。

症见：咳嗽，气道有痰，咳痰色白质稀，量少，痰出咳解，咳前咽痒。咳毕喷嚏。大便溏，日 1～2 次，小便黄。睡眠安，口和，纳食佳，汗多，平素怕热。舌淡红，苔薄，脉细弦。

当地肺功能：8 月 4 日 DLCOSB 50.4%。辨证为太阳少阳合病，处方柴胡桂枝汤加厚朴、杏子。

方药：

柴胡 12g　黄芩 10g　清半夏 10g　大枣 10g

炙甘草 6g　党参 10g　桂枝 10g　白芍 10g

厚朴 10g　杏仁 10g　桔梗 10g　生姜 5 片

服药 2 剂咳嗽即减轻，后基本不咳，痰少色白，前方再进。

9 月 25 日肺功能：DLCOSB 85%。肺 CT：间质性肺炎较 8 月略好转。

此间质性肺病患者到2021年病情一直稳定，后来患早期肺癌，手术后继续于我门诊服用中药病情控制良好。

2. 太阳太阴合病

间质性肺病患者太阳太阴合病临床所占比例较多，太阳表证可见恶风、身肿、肌肤瘙痒或疼痛等，太阴病以痰湿水饮多见，小青龙汤为常选之方。

2019年曾治疗一张姓女，发现间质性肺病3年，外院诊断为硬皮病、间质性肺病。患者咳嗽，痰白质黏量多，音哑，易疲乏，手面肿，怕冷，遇冷变紫，口干，不苦，纳佳，眠安，月经量少，易汗出，舌淡红，苔润，脉弦。辨证为太阳太阴阳明合病，处以小青龙加石膏汤，两周后咳嗽明显减轻，痰少，仍手肿面肿，改以越婢加半夏汤善后，肿消而咳嗽偶作。

越婢加半夏汤从六经来看也是太阳太阴阳明合病之方，对一些继发性间质性肺病患者也会用到。

治疗一赵姓男士，石家庄人，当地医院CT检查诊断为间质性肺病。两手掌侧皮肤皲裂，右侧肘部皮疹，免疫指标ANA升高，协和医院予泼尼松、来氟米特治疗，但仍痰多，咳嗽，易外感，偶有胸疼，痰白质略黏，大便不成形，日2次，小便可，口干，纳眠可，舌淡暗，苔薄，脉细滑。处方越婢加夏汤加减。

方药：

炙麻黄10g　生姜10g　大枣10g　炙甘草6g

生石膏30g　清半夏10g　当归10g

服药14剂，痰量明显减少，咳嗽减少，二诊改麻黄为15g，症状日渐好转。

我个人临床体会，虽然一些间质性肺病是太阳太阴合病或太阳太阴阳明合病，应用小青龙汤或小青龙加石膏汤有效，但我曾遇到个别间质性肺病咳痰量多、质黏者，有泡沫，辨证总似饮郁化热证，但予小青龙加石膏汤多如泥牛入海，效果全无，从阴虚痰饮论治，麦门冬汤也不见效，治疗非常棘手，可能还是辨证有误，期冀高明之人指点。

从太阳太阴合病而论，间质性肺病一些患者可有应用苓桂剂的机会，因桂枝既可化饮，又能温经解表。而茯苓利水，因此苓桂剂也为太阳太阴合病之方。

2017年我治疗一吉林患者，在协和医院诊断为弥漫性间质性肺病，口服泼尼松治疗，仍咳嗽，泡沫样痰，咳时面赤，汗多，大便日2次，干稀不调，小便正常，舌暗红，苔薄腻，脉沉细滑。

苔腻，脉沉，泡沫样痰，此痰饮病，面赤汗多，脉细，考虑冲气上逆之象。给予苓桂味甘汤。因苔细腻，加杏仁、薏苡仁除湿。1周后咳嗽明显减轻，再服半个月，咳嗽痊愈，之后患者间断服用此方加减一年余，病情一直稳定。

个别间质性肺病患者除了太阳太阴合病外，还与他经合病，如柴胡加龙骨牡蛎汤证之三阳与太阴合病。2018年治疗一泰安中年男性，因上楼气短、关节疼于当地医院诊断为间质性肺炎，口服泼尼松、粉防己碱，干咳，无痰，眠浅，易醒，后背不适，大便正常，小便夜2～3次，纳可，汗出，口干。舌暗红，苔薄腻，脉沉细滑。辨方证属三阳合病兼痰饮之柴胡加龙骨牡蛎汤证，处方半个月咳止，后改以葛根汤加味治疗，后背不适也明显缓解。

（三）少阳病

间质性肺病见少阳证者，患者表现为咽痒作咳，痰少泡沫样，从少阳夹饮论治有一定疗效。2013年治疗一福建老太太，活动后气短，咳嗽，活动后气短，咳嗽，于阜外医院查心脏未见异常，诊断为肺间质纤维化。

就诊时咳嗽，痰难咯出，口干，眼干，口苦，二便饮食正常，疾行时气短，舌胖淡，有齿痕，苔薄白，脉沉细弦。辨证少阳夹饮，予六味柴胡汤加减。

方药：

柴胡12g　黄芩10g　天花粉12g　炙甘草6g

干姜6g　五味子15g　茯苓12g　杏仁10g

7剂，日1剂，水煎服。

服药 3 剂咳止，老人家儿子在北京工作，后来孩子来门诊抄方，诉服药之后一直未咳。

2017 年曾治疗一湖南男性患者，咳嗽气喘两年，在朝阳医院诊断为特发性肺纤维化，口服棕胺合剂、绞股蓝、阿斯美、乙酰半胱氨酸均无效，咳嗽，白色唾液样痰，晚间为重，上楼气喘，静息状态 SO_2 90% ～ 95%，口干，喜热饮，睡眠可，大便正常，小便正常，舌胖暗，苔薄，脉弦滑。

以六味小柴胡汤合四逆散，加当归止咳，因口渴去半夏加瓜蒌根。没想到 1 周后咳喘均减，既往上 1 楼咳喘需要休息，1 周后可上 3 楼，患者及家属感激连连，竟至涕零。

（四）阳明病

以阳明病单经病变为主的间质性肺病患者，临床可见麦门冬汤证。很多学者认为肺纤维化属于中医之肺痿病，虚热肺痿因于肺热叶焦，代表方就是经方麦门冬汤。我应用麦门冬汤治疗，部分肺纤维化咳嗽有较好效果。

2012 年曾治疗一北京协和医院诊断为肺纤维化咳嗽患者。咳嗽 10 月余，西医治疗乏效，曾请一位老中医诊治半月余，效果不理想。患者咳嗽，痰白黏，量不多，咽痒，大小便正常。舌胖暗，苔薄有裂，脉寸关细弦、尺沉。辨证为阳明虚热之麦门冬汤证，因是外地患者，一次开两周中药，复诊时咳嗽基本痊愈。

2014 年曾治疗一东北老人，咳嗽 3 年，于中日友好医院诊断为间质性肺病，咳嗽，黄白相间，量少，咽痒，时夜间口干，易汗出，纳可，二便调，舌淡红有裂纹，苔薄，脉寸关弦滑。予麦门冬汤加减后咳止，患者坚持服药一年余，病情稳定，后患者间断服药，一直病情稳定，2017 年停药，2019 年病情突然加重，于中日医院住院治疗。出院后老人家活动能力明显下降，改用定喘神奇丹，仍从益气养阴入手，患者活动耐力得到一定程度提高。

（五）太阴病

1. 虚寒肺痿

以太阴病单经病变为主者，间质性肺病患者可见甘草干姜汤证，即仲景所说肺痿中的一个类型，后世称为虚寒肺痿。甘草干姜汤别看药物仅两味，但疗效确实不错。千万别以为肺纤维化这样复杂的疾病，两味药物肯定不灵。这种想法容易轻易丢掉一个治疗肺纤维化简单有效的方法。

2021年6月曾治疗一山东老者，肺纤维化，胸闷憋气，干咳，与甘草干姜汤1周即咳止，上楼气喘减轻，后以此方服药一个月，症状明显改善。既往手指青紫，服药后转红润，患者及家属都非常满意。

2. 血虚水盛

太阴病血虚水盛是间质性肺病比较常见的一种病变，尤其是一些应用激素的患者，一方面大量激素耗伤精血，血虚则可导致水饮内停，另一方面激素也能耗气，即壮火食气，气虚也致水停。针对血虚水盛的病机，当归芍药散是常用之方，其他方如防己地黄汤、后世金水六君煎等均可看作此类方剂。

2018年9月治疗一山东中年女患，干咳气短1年半。于当地医院CT诊为间质性肺炎，予激素治疗，症状改善，后于山东省胸科医院继续服用泼尼松治疗。

症见：上2～3层楼气短，阴天胸闷，不咳，少痰，膝盖疼，眠差，晚10点入睡，零点即醒，之后难入睡，纳可，口干，偶口苦，大便正常，小便不利，久立腿颤。舌胖淡红，苔薄腻，脉右沉细弦，左寸关沉细、尺弱。

辨证为太阳太阴合病，血虚水盛。处方防己地黄汤14剂，免煎颗粒。半月后症状改善，睡眠渐安，前方合生脉散再服3周，膝盖疼、腿颤缓解，睡眠明显改善，体力有增，增熟地黄至120g，服药半年多，体力明显增强，恢复至每日与同伴跳广场舞，患者特送锦旗致谢。

（六）厥阴病

也有患者间质性肺病后出现寒热错杂之变局，此时病入厥阴，柴胡桂枝干姜汤和乌梅丸可以应用。治疗一吉林中年女性，干燥综合征十年，后继发肺纤维化，口服泼尼松 2.5mg 隔日一次，5mg 隔日一次；硫唑嘌呤片 1 片，每日一次，以及富路施（乙酰半胱氨酸）。

刻下：乏力，口干，眼干涩，热，膝关节痛，双下肢冷，春夏需穿棉拖，大便软，口苦，咳嗽，晨起为甚，喜叹息，口渴喜温饮，双手晨僵。寒热错杂，病属厥阴，处以柴胡桂枝干姜汤合当归芍药散服药两年余，症状基本缓解，肺部病变稳定。

河北唐山一男患，咳嗽，疾行气喘，当地医院肺部 CT 诊断为肺间质病，口服泼尼松，效果不理想，大便正常，小便频，夜尿 5 次，口干，纳可，凌晨 5 ～ 6 点口渴汗出，晚 10 点入睡，凌晨 3 点后醒，平素怕冷，舌胖暗，多裂纹，苔薄黄，脉弦减。辨证属寒热错杂、上热下寒之厥阴病，处方乌梅丸加减。

方药：

乌梅 24g 　黄连 15g 　黄柏 10g 　干姜 10g

桂枝 10g 　细辛 3g 　炮附片 6g 　川椒 6g

南沙参 15g 　当归 10g

之后以此方加减变化治疗两年余，咳止，活动气喘大为减轻，肺部影像稳定。

二、肺络干血

间质性肺病病在肺络已经成为学术界的共识，关键问题是如何解决肺络瘀阻。除了常规的活血化瘀外，虫类药物的应用也得到学术界的认同。

关于虫类药物搜剔肺络的方法，仍然要追溯到《伤寒论》和《金匮要略》，书中如大黄䗪虫丸、鳖甲煎丸等，都是虫类药物化瘀通络的代表方，至今临床上还广为应用。

我根据肺纤维化患者的临床以及影像学特点，提出了"肺络干血"的假说。

（一）干血概念

干血一词，首见于张仲景的《金匮要略·血痹虚劳病脉证并治》："五劳虚极羸瘦，腹满不能饮食，食伤、忧伤、饮伤、房室伤、饥伤、劳伤、经络营卫气伤，肌肤甲错，两目黯黑，此内有干血，当缓中补虚，大黄䗪虫丸主之。"

《金匮要略·妇人产后病脉证治》又提到"干血着脐下"，后世医家对干血的论述多遵从此。何谓干血，有学者认为干为干结坚硬之意，焦树德教授认为干血是时间久的瘀血。

（二）干血特征

从仲景的论述我们可以看出，干血具有以下几个特点：

第一，从其病因而言，因虚而成。如文中提到五劳虚极，导致经络营卫气伤，血脉凝积而成。

第二，从其病程而言，一般病程较长，既是干血，由乎五劳虚极而成，绝非一日之功，必经年累月乃就。

第三，从其病位而言，当在经络营卫，五劳虚极，食伤、忧伤、饮伤、房室伤、饥伤、劳伤，但最终是导致经络营卫气伤。

第四，从其特点而言，干结难破，与普通之血行不畅或离经之血不同。因其病程较长，且位在经络营卫，血脉凝积，积重难返，故干坚难破。

第五，从其临床表现而言，仲景提到了"肌肤甲错，两目黯黑"，由于干血阻内，新血不生，临床可以见上述表现，但应该不是必见，如下瘀血汤证就没有肌肤甲错、两目黯黑的描述。

（三）肺纤维化与干血

从肺间质纤维化临床病程、表现以及影像学特点来看，该病与干血存在着密切的联系。

首先，从病机而言，正虚也是肺间质纤维化的重要因素。肺间质纤维化患者多是50岁后发病，《内经》云："人年四十而阴气自半矣。"中年之后，人体气血渐亏，如再加之邪气的反复侵扰，邪毒伤正，导致脏腑愈损，正气不足，气虚无力帅血以行，停滞为瘀，可见脏腑虚损是其发病的重要原因。

其次，肺间质纤维化一般病程较长。临床上肺间质纤维化（急性型除外）是多种肺疾病或肺损伤发展到晚期的一种病理变化，呈慢性、渐进性进展。如慢性阻塞性肺疾病、矽肺及一些结缔组织引起的肺纤维化，都需要经过很多年才逐渐出现。

再者，从病位而言，肺间质纤维化病位在肺络，本病之发，或因禀赋不足及饮食劳倦内伤，先有肺脾两虚或肺肾两虚之基础，而复感外邪，宣彻不解，邪气稽留于肺，邪滞气道，痹阻肺络，或饮食情志所伤，内生痰瘀阻肺，总之该病病位在肺络。

最后，肺间质纤维化的瘀血特点也是干结难破。因为该病病位在肺络，痰瘀久稽，凝滞而干，影像学上亦从初期磨玻璃影逐渐转变为蜂窝肺，显微镜下可见从早期毛细血管增生、扩张、充血，管壁增厚，到晚期由于大量纤维结缔组织增殖而收缩，毛细血管数量减少甚至闭锁，说明本病存在肺络痹阻，瘀血干结，因此应用一般活血药物效果不好。

从以上分析看出，肺间质纤维化病机、病程以及病位、瘀血特点都与干血吻合，因此我认为肺间质纤维化的瘀血不同于普通瘀血，而是干血。关于干血的治疗，仲景给出的代表方就是大黄䗪虫丸和下瘀血汤，清代尤怡概括大黄䗪虫丸组方特点为"润以濡其干，虫以动其瘀，通以去其闭"，这其实就是治疗干血的三大法门。因此大黄䗪虫丸当是治疗干血的经典方。

临床治疗肺纤维化患者，在辨证论治基础上合用大黄䗪虫丸，也确实有一定效果。我们在实验研究中发现大黄䗪虫丸显示了较好的抗纤维化功效。当然严格的临床疗效评价有待更多临床病例积累以及规范的临床研究。

　　总之，间质性肺病兼表的患者占有一定比例，尤其是继发性间质性肺病，可见少阴表证或太阳与他经合病，有表证者当注意因势利导，因此时邪有外达之机，治疗起来相对容易取得疗效。特发性肺间质纤维化患者以太阴或阳明里证为多，一些患者咳嗽可见少阳夹饮证等，若经激素治疗，可以出现寒热错杂之厥阴病，治疗起来相对困难。从干血论治，虫类药物的应用值得今后关注。

第三章

经方医话

第一节
文化为基底蕴丰，大美中医万年青

2010年春季在维也纳留学之时，我曾应当地华人学者之邀，做中医文化讲座，当时从中医美学角度做一演讲。

中医之美难以尽数，兹列举一二。

一、理论之美

中医以阴阳五行为纲，脏腑气血为目，弥纶天地之道，视天人一体，知五运之常，达六气之变。其理论大而无外，小而无内，浑然一体，具有整体之美。

二、机变之美

中医讲求辨证论治，三因制宜（因时制宜、因地制宜、因人制宜），个体治疗，圆机活法。视人体为生命流行，以变化应变化。中医有异病同治，即对不同的病，只要出现相同的证，就可以采用相同的治法方药。

如不管是肺炎还是支气管炎，只要是表寒里热证，即可选麻杏石甘汤解表散寒，清泄肺热；同样还有同病异治，即对于相同的病，比如同为肺炎患者，如果甲患者病在肺卫，风热袭表，治以疏风清热，可选桑菊饮加减；乙患者可能邪气已入气分，证属气分热盛，当清泄气热，可选白虎汤。

即使同一肺炎患者，初期可能疏风清热，中期可能清气凉营，后期可能益气养阴，治法也大不相同。

此外，中医学还有诸多临证弄巧之机变，如大队寒凉药中少佐温热药以防冰伏阳气，如银翘散之用荆芥；大队补益药中少佐行气药以防壅滞，如归脾汤之用木香；补阴药配气分药以求静中有动，降逆药配升提药以求欲降先升；他如治大出血以补气为主（有形之血不能速生，无形之气所当急固，比如当归补血汤），疗癃闭以宣肺为先（提壶揭盖，清肺饮），下病上取，以左治右等，无不洋溢着中医的机变之美。

三、雄浑之美

有中医家善用毒药攻邪（如张从正善用汗吐下之法），用药量重（如吴佩衡用附子200g），处方似将用兵，势大力沉，斩关夺隘，如关西大汉手持狼牙铁板唱苏轼之"大江东去，浪淘尽，千古风流人物"，具雄浑之美。

四、婉约之美

也有医家用药轻清（如温病大家叶天士），如金银花、薄荷、厚朴花、玫瑰花之属，方小药轻，轻灵飘逸，四两拨千斤，如江南秀女手持红牙拍板唱柳永之"今宵酒醒何处？杨柳岸，晓风残月"，具婉约之美。

五、语言之美

为名医者，当有深厚国学功底，晓平仄，通韵律，能书画，善诗词，古有儒医之说。医学著作，多含韵律，朗朗上口。

如《药性赋》"犀角解乎心热，羚羊清乎肺肝，泽泻利水通淋而补阴不足，海藻散瘿破气而治疝何难"。

金元大家刘河间论述咳嗽时指出"有声无痰为咳，肺气伤而不清也；有痰无声为嗽，脾湿动而为痰也"。

清代名医金子久谓"木性条达，不扬则抑；土德敦厚，不运则壅"。

如此种种，不胜枚举。

六、药物之美

中医的药物自然天成，与天地融为一体。青赤黄白黑五颜六色，根茎叶花果形态万千。丸散膏丹别具一格，酸苦甘辛气味各异。

七、方剂之美

中医方剂配伍讲求升降有度，寒热相宜；君臣佐使，次第有节。单味药药少力专，擒贼擒王；多味药如韩信用兵，万马千军。

八、书法之美

医者善书，旧时处方，皆红笺小字，或楷、或行、或草，墨名红章，本身就是一幅书法作品，亦令患者陡增景仰。

九、人格之美

为大医者，必有高风。孙思邈曾撰大医精诚，看病无论贵贱，一视同仁，遇危急重症，不慌不乱，气定沉闲，妙手回春，起沉疴于顷刻，挽狂澜于既倒。

十、和合之美

中医治病，力求和平。《黄帝内经》云"谨察阴阳所在而调之，以平为期"，追求阴阳和平。

《伤寒论》云"凡病，若发汗，若吐，若下，若亡血、亡津液，阴阳自和者，必自愈"，强调疾病向愈当阴阳和合。

因此中医治病旨在追求气血和、脏腑和、上下和、表里和、阴阳和。和思想是中国传统文化精髓，中医作为传统文化的代表，具和合之美。

第二节
汗出而喘无大热，有热无热细琢磨

关于麻杏石甘汤《伤寒论》中有两个条文，《伤寒论》第63条："发汗后，不可更行桂枝汤。汗出而喘，无大热者，可与麻黄杏仁甘草石膏汤。"

第162条："下之后，不可更行桂枝汤。汗出而喘，无大热者，可与麻黄杏仁甘草石膏汤。"

两条中仅是发汗后与下之后的区别，后面行文完全一样。结合后面"不可更行桂枝汤"，应是最初为太阳病，汗下之后，已然不适合用桂枝汤了，什么原因呢？

后面提到"汗出而喘，无大热"，多数学者认为里热壅盛，蒸迫津液外出。这种说法讲得通，临床上也确有这类情况。先看两个病例。

病案1

黄某，女，42岁。

初诊：2013年12月19日。因咳喘30余年就诊于本院国际医疗部。

该患者4岁患肺炎后咳喘时发，曾就诊于河南省中医院等多家医院。

诊断：肺心病，哮喘，支气管炎。3年前诊为肺纤维化，曾服氨茶碱、喘可宁，激素吸入治疗。

12月15日登封市第二医院胸CT：①肺纤维化。②肺气肿。③支气管扩张。

当时就诊时胸憋明显，活动后喘息。咳嗽，痰难出，畏寒。大便正常，小便少，纳可。

查体：双肺呼吸音低，上肺可闻及干湿啰音。

HR：108次/分。舌暗红，苔白，脉寸关细滑尺沉。

予桑苏桂苓饮合金水六君煎。舒利迭 250μg bid 吸入，思力华吸入。

二诊：2014 年 1 月 2 日复诊，在朝阳医院肺 CT 提示：双肺多发支气管扩张伴感染，双下肺气肿，肺大泡，纵隔散发小淋巴结。双侧胸膜局限性增厚、粘连。

肺功能：阻塞型通气障碍。可逆试验（－）。改善率 42%。FEV_1 绝对值 < 200mL。经吸入舒利迭，思力华，服中药后症状较前明显改善。

既往上 3 楼需要休息两次，现无需休息。痰少，口黏。大便正常，既往曾用过舒利迭效果不理想。咳嗽乏力，纳可。小便较前增多。

查：双肺可闻及少量湿啰音。HR：80 次 / 分，律齐。舌淡红，苔白腻，脉细滑尺沉。前方续服 28 剂。

三诊：2014 年 3 月 6 日。

回家服中药配合吸入思力华，病情控制稳定，后停思力华，单纯服中药症状亦较既往明显改善。2 月因操劳受凉后发热咳喘，体温最高 40℃，当地医院诊为肺部感染，静点抗生素后热退，抗感染治疗 2 周。现

仍喘息咳嗽，动则汗出，气道痰鸣，咯白色棉絮状痰，难咯出，自觉腹胀不适，大便正常，小便调。唇干，不欲饮水，纳食可。舌暗红，苔白腻，脉寸沉关尺滑。查：双肺呼吸音粗，可闻及湿啰音。HR：80 次 / 分，律齐。

处方麻杏石甘汤合瓜蒌薤白半夏汤：

炙麻黄 6g　苦杏仁 10g　生石膏 30g　炙甘草 6g

全瓜蒌 30g　薤白 10g　清半夏 15g　桂枝 10g

7 剂，免煎颗粒，配合思力华吸入。

四诊：2014 年 3 月 13 日。

症状明显减轻，偶有咳嗽，无胸闷痰鸣，痰少，大便正常，腹胀好转。可一口气上 2 楼（既往需休息 3 次）汗出减少，纳食正常。口干。舌暗红，苔薄黄，脉寸沉关滑尺弱。

前方加补骨脂 15g，14 剂，免煎颗粒。

按：3 月 6 日复诊时患者无发热，且动则汗出，处方后学生曾问该患

体虚，且动则汗出，是否遵仲景有汗用桂枝之训，选择桂枝加厚朴杏子汤，余未置可否，仅说待复诊时看。

等1周后患者复诊，症状明显减轻，证明前次用方准确。仲景云："汗出而喘，无大热者，麻黄杏仁甘草石膏汤主之。"

本患恰为汗出而喘，且无发热，但脉关尺滑而躁，里有热也，寸脉沉，上焦有痰也，故取麻杏石甘汤合瓜蒌薤白半夏汤而取佳效。

病案2

2014年5月会诊一老年女性。

主诉：咳嗽气短4天。

住心内病房，咳嗽气喘，平卧为剧，痰白黏难出，前医因其咳喘，而予小青龙加石膏汤而症不减。

查看患者，汗出，咳嗽气喘，痰白黏，时流清涕，咽干口苦，自觉身热，测体温不高，大便如常，舌淡红，苔薄，脉弦滑不静，而处方麻杏石甘汤合小柴胡汤，他医询问，用此方何故？

答曰："汗出而喘，无大热者，麻杏甘石汤主之。"本患汗出咳喘，自觉身热，但体温不高，正为"汗出而喘，无大热者"之意，口苦咽干，少阳小柴胡汤证，处方3剂，咳喘均止。

此两例患者，症状表现都与条文"汗出而喘，无大热者"相同，且无大热，两例体温都不高。病例1既往体温高，来诊时已经正常，病例2自觉身热，但体温正常。

两个病例都与外感有关，治疗失当，而致咳喘不除。病例1因患者体虚，要注意鉴别是实热致喘，还是因虚致喘，学生提问的桂枝加厚朴杏子汤，确实有必要考虑。

但两个病例脉象躁动不静，均提示里热，故而对选用麻杏石甘汤具有重要参考价值。刘渡舟老师称麻杏石甘汤是治疗热喘之方，临证应用确实如此。

至于应用麻杏石甘汤时，是否一定无大热？个人也认为不一定，可以见到体温较高者，在临床上也遇到过体温 38.5℃甚至 39℃患者应用麻杏石甘汤者，因此实测体温多高不是应用麻杏石甘汤证的重点。

但汗出是其特点，不是无汗，如果无汗，且有喘息，那要特别小心是否是麻杏石甘汤证。

从麻杏石甘汤药物组成来看，本方是太阳阳明合病之方，可以见到一些如微恶寒、鼻塞等少许表证，但更重要的是汗出咳喘、口渴等阳明里热证。

第三节
真信真学真应用，学习经方分四层

2018年我在一次昆明经方会讲"麦门冬汤的临床应用"之时，因为一些学生和医师常会问经方应用的奥妙在何处？现场突发奇思，讲到我个人对应用经方的几个层次的理解，概括为四句话，即"傻傻地信仲景，默默地学仲景，静静地法仲景，慢慢地成仲景"。

要学好经方，首先要信仲景。可能很多人都会说，我很信仲景啊，尊他为医圣，把《伤寒论》都背过来了呀，能说不信吗？

这里我想说的信，是真信，是发自内心心底的信。很多人其实潜意识里还是觉得仲景所处年代在将近2000年以前，还是朴素的医学，古方与今病不相能，所以不是真信张仲景。

因此一遇哮喘发作时不会马上想到开射干麻黄汤，觉得这几味药怎么能治哮喘呢？还是全蝎、地龙之类抗过敏解痉作用强。

按照这种思路，很多经方或弃之不用，以致不了解经方疗效，或加减过多，导致不效，然后愈发觉得经方疗效不可靠。

追根到底，还是没有真信。因此我在信之前加了一个状语，要傻傻地信，就是要对张仲景有足够的敬畏之心，要一字一句地研究《伤寒杂病论》，不能随意就觉得某处是错简，或者是后人添加的，可以不懂，但不能盲目地否定。

很多方子的主症，张仲景说得明明白白，但临床上很多人不会用，那肯定是没有从心底坚信张仲景的结果。信是学好经方的第一步，我记得好友马新童老师一次讲座上说：只有真信，才能真用，才会有真效，我想在学用经方时确实如马老师所说。

有了傻傻地信仲景，第二步要默默地学仲景，这里的默默地学，我指的是亦步亦趋学仲景，也就是仲景在条文中怎么说的，我们就怎么做，完全按照仲景所说的处方用药，这是学习经方的必要阶段，也是检验经方疗效、增强对仲景的信心、增强学习经方的信心的重要阶段。这一步一定是建立在第一步傻傻地信的基础上的。

比如治疗一例慢性咳嗽两月余的患者，患者来看病，就是咽痒作咳，呈阵发性，冷热均咳，无痰，口苦，小便不利，按六经辨证，冷热均咳，咽痒口苦，属于少阳病。少阳病代表方是小柴胡汤，仲景在方后注重提到，咳者，去人参、生姜、大枣，加干姜、五味子，小便不利者，去黄芩，加茯苓，这样处理下来一共六味药，去人参、生姜、大枣，加干姜、五味子被接受还容易些，再去黄芩加茯苓，很多人不接受。

我开方时，有学生还有进修生跟诊，经常有人问："患者口苦，老师去黄芩加茯苓行吗？"这显然是对仲景信心不足，结果按原文加减，疗效显著。

第三步，静静地法仲景。是在第二步亦步亦趋学习仲景的基础上，逐渐熟悉了经方理法，才可以做到师其法而不泥其方。比如吴鞠通创立的三仁汤，采用三焦分利湿邪的方法，其实是师法仲景的半夏厚朴汤。

半夏厚朴汤用苏叶、生姜宣上焦，用厚朴畅中焦，用茯苓来利下焦，三仁汤用杏仁宣上焦，白豆蔻、厚朴畅中焦，用滑石、竹叶利下焦，理法一样，半夏厚朴汤茯苓甘淡，方子整体性温，所以治疗水饮。

三仁汤滑石、竹叶甘寒，所以方子治疗湿热，堪称是师仲景法而不泥其方的典范。所以在明白经方理法后，我们可以按仲景法组方或应用后世时方，这时应用经方又提高了一个层次。

最后一步，慢慢地成仲景。这一步太难了，自仲景之后，有几位医家能与仲景平齐？其实能到第三步已经很难了，不过作为一个中医人，成为仲景一样的医生应该是我们远大的目标，应成为我们毕生的追求，所以还是把这一步列出来了。

第四节
经方之学合于道，无为而治最重要

经方医学是合于道的医学，最根本的一个特点就是经方符合老子《道德经》无为的思想。

《道德经》中提到"无为"一词共 12 处，有学者甚至认为该书的精髓就是第四十八章的"无为则无不为"。无为不是什么都不做，消极等待，而是指要顺应自然规律做事，也就是顺势而为。比如水看上去很不起眼，但是水顺应引力下落，毫不费力，确可以水滴石穿。

《伤寒杂病论》中的各种治疗都是顺势而为的无为之治。汗吐下和等各种治法都是顺应人体抗病趋势而行。人以天地之气生，四时之法成，人体就是一个小宇宙，人体的运行蕴含着大道。

在大道面前，在复杂的人体面前，古人始终保持着谦逊的态度。胡希恕老师在研究经方医学时提到，人体有自我抗病的良能，我个人非常赞同。人体自有大药，疾病的好转乃至痊愈，归根到底主要还是人体自身机能自我调节的结果。

当人体由于外感邪气或内伤因素，导致人体阴阳失衡，出现临床症状，人体会自我调整，来恢复人体平衡。作为良医，就是要能识别人体抗病调整的趋势，因势利导，帮助人体恢复。

比如人体体表感受寒邪之后，人体气血津液会聚集到体表与邪气抗争，祛邪于外，因此会发热，目的是通过发热出汗以排除寒邪，看清这种趋势之后，我们用麻黄汤帮助人体发汗，就会立刻建功。

再如，人体内有湿热的时候，如果出现尿频、尿急、尿热，说明人体自我抗病趋势是想把体内湿热邪气从小便排出，我们就因势利导，用猪苓汤利水清热，帮助湿热邪气从小便排出，病情就能很快向愈。

一部《伤寒杂病论》，就是一部无为无不为的医学著作。不是强调有为，没有刻意寻找病灶所在，选择药物去祛除病灶，代替人体去生血、排邪，而是处处寻找人体抗邪排邪的趋势和途径，帮助人体恢复正气，祛除邪气。因此书中描述的多是症状、脉象，因为这些反映的就是人体抗邪的证据，能为治疗提供方向。甚至有时强调不要过度干预人体，让人体自我恢复，比如《伤寒论》第59条"大下之后，复发汗，小便不利者，亡津液故也，勿治之，得小便利，必自愈"。

　　记得曾治疗一个一岁多患儿，高热一月余，西药激素、抗生素迭用无效，来诊时见身起红色皮疹，立时感觉心中有数，说明虽高热月余，人体仍欲抗邪于体表，将邪气从表而出。六经辨证属三阳合病，本欲桂枝汤合小柴胡加石膏汤，后因荆防败毒散较桂枝汤透疹更好，故以荆防败毒散合小柴胡加石膏汤，一剂热退，三剂疹消，这就是应用经方医学寻找人体抗病趋势而帮助人体抗病的思维方式。

　　汉唐以后，医学越来越有为了，比如用药越来越精准了，精准到某经某脏某腑，益气、养阴、补血、助阳越来越细，甚至当代医生开始考虑药中药杀菌、杀瘤等，是不是好事，还需要临床实践检验。

经方时方常联用，师古不泥法仲景

合方之法来自张仲景，他所创立的柴胡桂枝汤、桂麻各半汤、桂枝二越婢一汤等，为后世学者合方治病树立了典范。按仲景法，经方与时方的合用不是问题，但如何合用，以什么方法指导合用，这是仁者见仁、智者见智的事情。

刘渡舟老师强调古方与今方接轨，刘老多是以脏腑经络辨证指导经方时方的合用。比如治疗湿热伤肺咳嗽的麻杏苡甘汤合甘露消毒丹，治疗食滞伤胃、中焦湿浊不化的大黄黄连泻心汤合平胃散等。

我在临床上应用经方时方合方时，多以六经八纲理论作为指导。冯世纶老师反复讲经方医学不是指只用经方，而是指各种方药按照经方理论应用而已。

比如曾治疗一女童，高热一月余，在当地及北京使用各种抗生素、激素以及解热药物无效，来诊时身有红色皮疹，瘙痒，发热前恶寒，大便溏薄，日三次，纳食可，每天发热39℃以上。舌红，苔薄，脉细。

六经辨证仍属三阳合病，夹湿，当时选方荆防败毒散合小柴胡加石膏汤，荆防败毒散从六经分属当为治疗太阳病之方，因其有羌活、独活、茯苓等祛湿之品，且荆芥、防风止痒力强，所以用于此患儿非常贴切，服药当日热退，三日疹消。

再如，平胃散是《太平惠民和剂局方》中一张经典方，药物共有四味，有经方风范，从六经八纲辨证来看，此方当属于太阴方，偏重寒湿，《伤寒论》《金匮要略》中治疗太阴病的方剂偏寒饮者多，偏寒湿者少，平胃散可补充其不足。在治疗咳嗽时常常与小柴胡汤合用，后世称为柴平煎。

曾治疗患者于某，女，56岁，主因"咳嗽两月"，于2006年3月13

日就诊。患者两月前受凉感冒后咳嗽，胸片检查正常，服抗生素及中成药不效，就诊时见咳嗽，痰少色白黏，口干苦，夜间咳剧，咽喉不利，纳谷不香，时有嗳气，舌红，苔白腻微黄，脉弦滑。

诊断：咳嗽，辨证为少阳太阴合病。

处方：柴平煎加减。

柴胡 10g　黄芩 10g　清半夏 10g　苍术、白术各 10g

厚朴 10g　陈皮 10g　焦神曲 10g　牛蒡子 10g

茯苓 15g　生炒薏苡仁各 15g　干芦根 15g　炙甘草 6g

服药 7 剂后复诊，咳嗽明显减轻，舌淡红，苔白腻，脉滑，原方又进 7 剂而痊。

总之，合方之法是仲景创立，以经方理法指导临床应用，不论是经方经方合用，还是经方时方合用，都可取得良好疗效。

第六节
下利脾实腐秽去，医圣名言有至理

2019 年曾于内蒙古诊治一肺大泡破裂患者，对仲景笔下"虽暴烦，下利日十余行，必自止，以脾家实腐秽当去故也"有了深刻理解，兹记录如下：

某男，66 岁，内蒙古巴彦淖尔人。

患者 3 年前无明显诱因出现胸憋、气短症状，肺大泡破裂，插管后一星期左右好转。2020 年 3 月 12 号肺大泡破裂，插管十余日好转。5 月份自感气短，肺大泡再次破裂，插管引流未见好转。

转院至内蒙古医科大学附属医院拟行手术治疗，入院后完善相关检查，CT 示：①右侧液气胸；② COPD，间隔旁气肿；③双肺继发型肺结核、大部硬结；④双侧胸膜局限性肥厚。

心彩超示：肺动脉高压（重度）。因患者存在严重的肺气肿、肺动脉高压，故未予手术治疗，予对症、支持、胸膜腔注射高糖促进胸膜粘连等治疗均无效，转回巴彦淖尔市医院。

一诊：

2020 年 6 月 7 日，患者形瘦肤黄，轮椅推入门诊，右侧引流袋。气短胸闷，精神差，言语气不接续，口干，欲饮水，大便干，舌暗，薄腻苔，右脉沉细滑。

"脉得诸沉，当责有水"，苔腻脉沉，气短胸闷，痰饮痹阻上焦。右脉沉细，形瘦肤黄，且气短不能接续，断为气阴不足，大气下陷。

故予仲景瓜蒌薤白半夏汤宣痹通阳，逐上焦痰饮；张锡纯升陷汤升举大气，培土生金；再取补肺阿胶汤之义，白及、阿胶补肺愈损，当归、黄芪益气养血，活血通络。牛蒡子、蒲公英宁嗽化痰，清热解毒。

生黄芪 15g　知母 10g　桔梗 10g　柴胡 6g

升麻 6g　全瓜蒌 30g　薤白 10g　清半夏 10g

当归 10g　阿胶 10g（烊）　炙甘草 6g　牛蒡子 10g

白及 10g　蒲公英 30g

7剂，水煎服。

二诊（2020年6月20日）：

服药当日下利，日十余次，但无腹痛不适，3日后拔管。7剂药后复诊，肺泡破裂处已愈合，活动时气短加重，腹胀，不欲饮食，脚面浮肿，平躺下咳嗽有痰，坐起后缓解，痰色白，喜热水，嘴唇干燥，小便次数多，尿热烫，小便淡黄，梦多，易烦躁，易忘事，怕热，手足心热，稍活动后大汗淋漓，胃胀满，有气从腹部上冲，下腹部按诊硬满。既往肺结核病史。

此诊为我带的弟子接诊开方。本无泻药，药后腹泻，患无所苦，与《伤寒论》第278条"伤寒脉浮而缓，手足自温者，系在太阴。太阴当发身黄，若小便自利者不能发黄，至七八日，虽暴烦，下利日十余行，必自止，以脾家实腐秽当去故也"颇为相似，盖投药后脾实邪却，痰饮从谷道而出，邪去而正气来复，故三日肺愈合而拔管。

现活动后气短，腹胀足肿，胃胀气冲，咯痰色白，小便热烫，当属正虚邪恋，上有痰饮，下有湿热。《金匮》云"《外台》茯苓饮，治心胸中有停痰宿水，自吐出水后，心胸间虚，气满不能食，消痰气，令能食"，本患水饮下趋之后胃胀气满，与原文颇类，故取《外台》茯苓饮，下焦湿热者，取六一散以易茯苓。按症状此方颇为贴切。

陈皮 30g　枳实 10g　生姜 10g　北沙参 12g

炒白术 10g　白茅根 30g　滑石 10g　炙甘草 6g

7剂，水煎服。

三诊（2020年9月26日）：

6月20日服汤药后改服参苓白术膏至今。肺大泡破裂已愈，纳可，精神不错，面色较前红润，家人陪伴，步行来诊。仍足冷，舌胖淡，苔薄白，脉细。

苔薄脉细，邪气已去；舌胖而淡，正虚为先。经前治疗及将养，病情大为好转，但本虚尤著，中气仍弱，以黄芪建中汤合芪银三两三合方为治，加半夏者，一以化其痰，二以补肺损也（仲景明言黄芪建中汤，疗肺虚损不足，补气加半夏三两）。

生黄芪 15g　桂枝 10g　白芍 20　炙甘草 6g

生姜 10g　大枣 10g　饴糖 45g　清半夏 10g

当归 10g　金银花 15g

14 剂，水煎服。

按语：气胸一病，西医多以抽气引流为治，剧者手术治疗，然其反复发作，颇为棘手。中医可辨证论治，培本扶正，很有优势。

本患肺有宿疾，多次气胸，且引流粘连效均不佳。尝试中医，从其正邪两方面入手，经方与时方联用，顺应病患修复自身之趋势，故不下而大便自泻，盖机体抗邪，自寻出路尔。

待肺愈拔管后，转以扶正为先，参苓白术培土生金，王道缓图，脾气复则水谷精微自能上归于肺，使肺体得养；自能和调五脏，洒陈六腑，则气胸何足虑哉？

再诊转以黄芪建中汤者，因素喜经方，且患者虚多邪少，黄芪建中汤治疗虚劳里急，诸不足，补虚力强，加当归者，既有《千金》内补当归建中汤之意，又有当归补血汤之能，合金银花，仿芪银三两三，兼制补药之燥性。加半夏者，诚因仲景言半夏疗肺虚损，补气也，尽管后世学者多有争论，但仲景无我欺，故亦步亦趋，一试何妨？

诗云：

连番气胸病乖张，引流插管注高糖。

瓜蒌薤白除痰饮，黄芪升麻举清阳。

下利脾实腐秽去，拔管肺复病体康。

时方经方珠联璧，妙在均自张家方。

第七节
气冲喘憋号奔豚，莫被西医乱了神

某男，67岁，主因"咳嗽咳痰反复发作4年，喘息10日"于2014年9月11日入院。

患者既往有长期吸烟史，4年来咳嗽咳痰，10日前大雨，患者关闭门窗于室内点燃蚊香睡觉，次日清晨出现喘息，呼吸困难，呼气时尤甚，不能平卧，口唇紫暗，张口抬肩，偶伴有咳嗽咳痰，无胸闷胸痛。

胸片提示：肺纹理增强，肋间隙增宽。外院予罗红霉素、氨茶碱口服，静脉点滴先锋类抗生素、氨茶碱、地塞米松未效，又就诊保定二院，先后予地塞米松、呋塞米、毛花苷C效果不理想。

入院症见：喘息不能平卧，胃脘胀满，夜难安眠，双下肢水肿，否认冠心病史、高血压病史。入院诊断：慢阻肺，低氧血症，高血压性心脏病，心功能2级，胸腔积液。入院后予哌拉西林抗感染，呋塞米利尿，爱倍扩冠，并于16日行胸腔积液穿刺引流。

18日查房：患者情绪焦虑，诉每于夜间11点出现喘息，呼吸困难，觉有气从脐下上冲心肺，憋闷欲死，需要坐起，纳可，眠差，无腹痛，无口苦，舌暗红，苔薄白腻，脉弦滑。

当时众多医师在场，此症状与《金匮要略》所述"奔豚病，从少腹上冲咽喉，发作欲死，复还止，皆从惊恐得之"非常相似，故本患属于奔豚无疑，然仲景所述奔豚治疗共三种。

其一为《伤寒论》第65条："发汗后，其人脐下悸者，欲作奔豚，茯苓桂枝甘草大枣汤主之。"

其二为《伤寒论》第117条："烧针令其汗，针处被寒，核起而赤者，必发奔豚。气从少腹上冲心者，灸其核上各一壮，与桂枝加桂汤更加桂二两也。"

其三为《金匮要略》"奔豚，气上冲胸，腹痛，往来寒热，奔豚汤主之"。

桂枝加桂汤为治疗阳虚寒气上冲之奔豚，苓桂枣甘汤与奔豚汤均治疗水饮，而苓桂枣甘汤治疗脐下悸、欲作奔豚，而没有呈现明显逆气上奔之象；奔豚汤多数医家认为此方为对治肝气郁结、化火上冲之方，然本方中有李根白皮、生姜、半夏，亦必兼有水饮。

本患者虽无腹痛往来寒热之症，但情绪焦虑，脉象弦滑，且于夜半11点时发作，此正是少阳胆气升发之时段，故其病机与肝胆气郁、水气上冲则同，故踌躇再三，暂以奔豚汤合葶苈大枣泻肺汤。

处方：

生姜 15g　葛根 15g　川芎 6g　清半夏 15g

当归 10g　白芍 10g　黄芩 10g　炙甘草 6g

葶苈子 15g　大枣 10g　桑白皮 30g。

次日患者诉昨夜可平卧入睡，服中药约 20 分钟后自觉有气自胸中下行，后矢气频作，大便两次，便不成形，之后未再出现气上冲胸及呼吸困难症状，夜间安睡。守此方服用，一直未再出现喘息，22 日复查胸水、B超，示少量胸水，出院中药继续治疗。

奔豚，在呼吸疾病里也时有见到，本例是一个非常典型的奔豚病，疗效也十分满意，因为是住院患者，一直记录出入量，服用奔豚汤后出量也没有多大变化，证明此方治疗不是通过大量利尿等建功的。

一些咳嗽病患也有气机冲逆的表现，但未必是从少腹上冲，符合少阳太阴合病病机，应用奔豚汤也有效果，但多数没有本案见效迅捷。

本患者西医诊断为慢阻肺、低氧血症、高心病、心功能不全，西医以抗感染、扩张气道、利尿、强心、扩冠等治疗均无明显效果，若被西医诊断迷惑，采用益气温阳、活血利水等法治疗，效果则很难预料。

而抛开西医诊断，以患者症状特点及舌脉表现为依据，观其脉证，知犯何逆，随证治之，采用六经辨证结合方证辨证，选择奔豚汤合葶苈大枣泻肺汤，药简效捷，一剂建功。

这也提示我们临床应用经方，不要对西医诊断考虑太多，要按传统的中医思维，辨证论治、方证辨证尤为重要，这样才能用好经方，取得佳效。

第八节
阴证阳证均欲寐，四诊合参症速退

某女，97岁。素嗜烟，患有慢性支气管炎多年。自2009年一直延余诊治，病情稳定，患肾功能不全，服用中成药治疗。

2017年4月，其女电话诉近来咳喘发作，痰量有增，且色黄，家属担心其肺部感染，嘱其西医院检查。果有感染，住院十天，予抗生素、威凡等抗感染治疗，静脉激素也有应用，出院后精神差，曾服用其他医生之方近一月，效果不彰。

20日邀余诊治，检视前方，处方之人亦是名手，多为附子、黄芪、人参之类补虚扶正为主。

查患者精神不振，面色萎黄，颜面虚浮，时欲寐，懒言，纳差，不思饮食，下肢水肿，初看确象阳虚水泛、但欲寐之少阴病，如此为何名手用真武、补中之类无效呢？

再问症状咳嗽，痰白质黏，难以咯出，口干渴，昨日曾有发热，大便一般，小便可，睡眠易醒。察舌红有瘀斑，苔黄腻，切脉弦。

从六经辨证，此患系虚人外感，现仍有不思饮食，发热，脉弦，当属少阳证；咳嗽，痰白黏，苔黄腻，舌红瘀斑，痰热瘀阻之阳明病。肢肿面浮，非是阳虚水泛，而是气机不利，水道不通。至于患者时欲寐，是否是少阴病？可否是阳证呢？

多眠睡，时欲寐，在《伤寒论》中阳证也时有提到，比如《伤寒论》第6条："太阳病，发热而渴，不恶寒者，为温病。若发汗已，身灼热者，名风温。风温为病，脉阴阳俱浮，自汗出，身重，多眠睡，鼻息必鼾，语言难出。"此条文提出了多眠睡。

《伤寒论》第268条"三阳合病，脉浮大，上关上，但欲眠睡，目合则汗"，提出但欲眠睡。

《伤寒论》第37条"太阳病，十日已去，脉浮细而嗜卧者，外已解也。设胸满胁痛者，与小柴胡汤，脉但浮者，与麻黄汤"。

以及《伤寒论》第231条"阳明中风，脉弦浮大而短气，腹都满，胁下及心痛，久按之，气不通，鼻干，不得汗，嗜卧，一身及面目悉黄，小便难，有潮热，时时哕，耳前后肿，刺之小瘥，外不解。病过十日，脉续浮者，与小柴胡汤"，两个条文提到嗜卧，这些都与时欲寐相似，但都属阳热证。

结合此患舌脉症表现，舌暗红，苔黄腻，脉弦，痰黏口渴，考虑患者精神不振，时欲寐，为阳证之欲寐，非少阴也，仲景言"少阴之为病，脉微细，但欲寐也"，此患显然脉象不符，故而前医以真武汤之类治疗乏效。

乃处以柴胡苇茎汤，处方：

柴胡 12g　黄芩 10g　清半夏 10g　生姜 4 片

大枣 5 枚　炙甘草 6g　西洋参 15g　芦根 30g

薏苡仁 30g　桃仁 10g　冬瓜仁 30g　桔梗 10g

杏仁 10g　蒲公英 30g　焦神曲 10g

水煎服，日 1 剂，早晚分服。

服药第二日，女儿电话诉咳痰增多，减西洋参为 10g，续服。患者症状日减，咳止肿消，精神转佳，十日后复诊，状态胜似病前。

此患者治疗一波三折，前医因其但欲寐、精神不振、面色萎黄、肢体浮肿，且结合西医诊断，断为阴证，经用温化温补之法乏效，接诊后细察脉证，再有前人治疗的教训，从阳证入手，以柴胡苇茎汤开通三焦，理气滑利，终获良效。

若以但欲寐执着少阴，则必重蹈前医覆辙。看来"察色按脉，先别阴阳"，临床诊病必须遵循。

第九节
有症有法未出方，前贤经验可参详

老叟李某，2018 年 3 月 1 日由女儿陪同来国际部就诊，主诉"咳嗽两年余"。两年前曾患肺炎，经抗感染治疗，炎症吸收，但咳嗽一直间断发作，曾服中药，效果不理想。

现干咳无痰，日咳嗽 1～6 次，口和，大便正常，容易干燥，小便可，眠安。1 周来自觉晚间身热，自测体温最高 37.2℃，汗出，平素体温 36℃左右，无恶寒，无身痛，形体适中，面色青黄。舌淡红，苔薄，脉浮大。

咳嗽日久，但从其症状看，无恶寒身痛之表证，无口渴便干之里证，似亦无咽干口苦之少阳证。唯有自觉身热 1 周，且于晚间定时而作，但不恶寒，脉象浮大。

当时想到《伤寒论》第 257 条"病人无表里证，发热七八日，脉虽浮数者，可下之"，正与本患者情况类似。

原文指出治疗可用下法，但未出方，胡希恕老师提出可用大柴胡汤加石膏，且按胡老学术观点，少阳病可采用排除法，无表无里，则属于半表半里，本患无口渴，热势不高，故直接用大柴胡汤下之。

1 周后复诊，诉咳嗽明显减轻，且服药三日后晚间身热消失，汗出缓解。又诉自 1988 年头部摔伤后时有头晕，当地宁夏医院曾诊断为梅尼埃病，但药物多无效。

近 5 日晨起头晕，小便不利，舌胖暗，苔润，脉浮弦。考虑头晕、小便不利乃水饮之象，前方改清半夏 15g，茯苓 12g，取小半夏加茯苓汤之意以化饮利水。

从此病案可见，《伤寒论》第 257 条确可在临床遇到，仲景虽没有给方，但胡希恕老师依据六经八纲理论，给出的大柴胡汤治疗确实有效。

《伤寒杂病论》中确有一些条文，仲景论述了疾病的症状、病机或治法，但没有给出具体的方药，后人根据仲景所述，结合自己临床经验补充了方药。我的体会是，在临床上借鉴前贤经验是一个比较好的方法。

　　如《金匮要略·痰饮咳嗽病脉证并治》"膈上病痰，满喘咳吐，发则寒热，背痛腰疼，目泣自出，其人振振身瞤剧，必有伏饮"，此段仲景也没有明示方药，伤寒大家刘渡舟老师认为应是小青龙汤，根据刘渡舟老师建议，我在临床确有遇到类似此条文患者，应用小青龙汤有非常好的效果。

　　2015年1月6日应妻邀会诊心内科一男性王患，年已六旬，既往脑梗死史，后遗肢体及语言不利，卧床而长期便干且难解，需家人灌肠。近日咳嗽，痰黏难出，胃纳亦减，烦躁夜甚，多言乱语，常以手护腹。

　　床边查看患者，面赤烦躁，言语不清，以手护其左下腹，触诊左脐旁压痛，左少腹可触及一斜长条索，压痛，肌紧张，舌嫩红少苔，脉细弦。

　　因思之，左少腹为少阳经与足厥阴经循行之位，且参照河北刘保和教授观点，脐旁压痛为四逆散证之症，故当用少阳之四逆散。

　　另口干便结，烦躁面赤，阳明胃家实之证明显，且左少腹可触及条索，患者腹肌紧张，压痛，结合乱语烦躁，当为阳明蓄血之象，故应以桃核承气汤，遂处方四逆散合桃核承气汤，加胆南星、瓜蒌、麦冬、生地黄以养阴润燥化痰。

　　柴胡10g　枳实10g　白芍10g　炙甘草10g

　　桃仁10g　芒硝6g　生大黄6g　桂枝10g

　　胆南星6g　全瓜蒌30g　麦冬12g　生地黄10g

　　8日再查患者，服药后已能自行排便，不成形，腹痛、烦躁、咳嗽已经大为缓解，进食改善。触诊左少腹部之条索已消失，左脐压痛仍在，效不更方，前方再进。

　　此患因中风后遗症而问诊困难，腹诊在判断阳明腑实以及下焦蓄血方面起了非常大的作用。桃核承气汤条文中说"太阳病不解，热结膀胱，其人如狂，血自下，下者愈。其外不解者，尚未可攻，当先解其外。外解已，但少腹急结者，乃可攻之，宜桃核承气汤"，仲景在条文中提到少腹急结，本患确在少腹部位出现条索，肌紧张、压痛，与仲景描述一致，应用桃核承气汤效果显著，且条索消失。

腹诊相对问诊更加客观，也增加了诊断信息，尤其是判断阳明腑证方面有特殊的地位。仲景在阳明病篇中大量应用腹诊，如大小承气汤的应用，值得我们临证学习。

我个人在临床上也经常遵仲景意应用腹诊，尤其是《伤寒论》《金匮要略》原文中描述过的腹诊，比如曾治疗一通州老年女性，胃脘胀满，喘憋，按心下时患者皱眉疼痛，脉弦滑，与《伤寒论》条文"小结胸病，正在心下，按之则痛，脉浮滑者，小陷胸汤主之"一致，投以小陷胸汤，效果迅速。

腹诊在《伤寒杂病论》中的描述有很多，后世学者学用仲景法，把腹诊仔细研究，尤其以日本学者研究较多，形成的一些经验也值得借鉴。

曾让我的研究生做了小青龙汤的腹诊研究，发现小青龙汤证患者胃脘部皮肤温度低；在探讨温经汤证的腹诊时，发现除了原文提到的"少腹里急"外，还常见有心下及小腹皮温减低、脐旁及下腹部压痛，而心下痞、悸动等。这些腹诊方法基于学习仲景法，又在不断丰富内容，对经方方证辨证有一定的帮助。

第十一节
主症相同脉不同，以脉定方始仲景

某女，70岁，2017年5月24日初诊，主诉"咯痰胸闷十年"。

十年来闻异味、遇雨天咯黏痰，胸闷憋气，咽部堵闷，喷嚏，时涕，日光照射皮肤则起疹，大小便调，眠安，有汗，纳可，舌淡红，苔薄黄，脉浮细滑。

此患形体消瘦，面色萎黄，对麻黄、茺蔚子、黄药子过敏。

考虑患者易起皮疹，脉浮，太阳表证。

喷嚏，咯痰，脉滑，太阴痰饮。

苔黄痰黏，阳明有热，故与厚朴麻黄汤，因对麻黄过敏，易麻黄为荆芥。

荆芥10g　杏仁10g　厚朴15g　干姜6g

五味子15g　清半夏10g　细辛3g　生石膏30g

怀山药15g　蝉衣5g

7剂，自煎。

服药2剂症状即明显减轻，1周停药，之后病情反复，2017年6月12日复诊，诉虽然反复，但痰量较前减少，仍有痰堵，喘憋，大便正常，口干，今晨口苦。舌暗，苔薄，有齿痕，脉沉细滑。

脉象转沉。口苦，口干。太阳表证已解，少阳证现，予泽漆汤。

紫菀15g　白前15g　生姜15g　猫眼草15g

桂枝10g　黄芩10g　党参10g　炙甘草10g

清半夏10g

7剂，水煎服。

2017年7月3日复诊，诉抄方1周，喘憋明显减轻，症几消失。近两日吹空调后复感憋气，既往头起红色丘疹，两上肢灼热，服上方症解。大便正常，痰白，口干，晨口苦，舌暗，苔薄，脉沉细滑。效不更方，前方猫眼草加量至20g，14剂，水煎服。

2017年7月31日复诊，诉上方自行打粉口服，7月16日至20日东北探亲，症状大为改善。20日回京后北京一直下雨，复出现咯痰胸闷，但较前明显为轻，近来有痰，大便成形已3周（既往40年大便不成形）。现咽中有痰，时口苦，不干。舌暗红，苔薄黄，脉沉细滑。前方加桔梗10g以祛痰利咽，14剂，免煎颗粒（猫眼草自备）。

从此患者治疗过程看，有两方面值得总结：第一，仲景《金匮要略》所言"咳而脉浮者，厚朴麻黄汤主之，脉沉者，泽漆汤主之"，以脉之浮沉区分厚朴麻黄汤及泽漆汤，确有临床指导价值，且两个方证在同一个患者身上可以转换。

如此患初诊，脉浮咳痰，予厚朴麻黄汤取效而症未尽解，然二诊时脉象转沉，依仲景法换以泽漆汤，药取大效。

昔时曾治疗一肺纤维化老叟，动则作喘，脉沉咳嗽，予泽漆汤治疗，活动能力明显改善，治疗期间出现咳嗽加重，脉象转浮，断其外感使然，换作厚朴麻黄汤而使咳嗽咯痰明显减轻。与此患相应，皆据脉定证、悉尊仲景之法。

第二，从此患者头有红色丘疹、双上肢灼热，服用泽漆汤后症状尽解，考虑水饮内郁，上焦有热，泽漆汤中黄芩、人参、生姜、半夏、甘草取小柴胡之意，桂枝、泽漆、紫参、白前导水下行，与小柴胡汤证治疗少阳郁热，津聚上焦，服后"上焦得通，津液得下，胃气因和，身濈然汗出而解"有异曲同工之妙。

第十二节
输液灌肠治无功，三阳合治病得宁

妻一远亲，七旬老叟，中焦素弱。腊月因于安徽蚌埠老家盖房，过于操劳，而时有低热，休息可缓解。

春节前1周，复被一三轮车撞击胁肋，之后每日午后发热，最高体温38.5℃，且呕恶便秘，腹胀不舒，于当地医院腹部影像显示肠管大量积气，怀疑肠梗阻，输液抗炎，灌肠通腑，而症状不减，灌肠大便下而复秘结，输液汗大出而复身热。其子在京，找余寻方。

因未见患者，暂凭症状处以大柴胡汤加石膏，春节期间诉服药后大便时通，但腹痛、发热依然，且停药即便干腹满。元宵节前来京，准备赴西医院详细检查，明确诊断。

当晚家中探望，见其形瘦面黄，乏力声低，询其腹胀便秘，午后低热，恶寒身痛，嗳气口苦，不思饮食，小便尚利，舌淡红，苔薄，脉浮滑。

虑其中州素弱，复加劳倦外感，外伤惊恐，少阳郁热，故口苦，不思饮食，往来寒热；阳明里热，故嗳气、腹满、便秘；虽经汗下治疗，仍恶寒身痛，太阳未罢，故病仍在三阳，法宜三阳合治。

《金匮要略·腹满寒疝宿食病脉证治》云"病腹满，发热十日，脉浮而数，饮食如故，厚朴七物汤主之"。厚朴七物汤药兼太阳阳明，善治腹满便秘而兼表证，陈修园《金匮方歌括》说道："满而便秘脉兼浮，三两甘黄八朴投，二桂五姜十二枣，五枚枳实效优优。"正合本患之证，乃疏方厚朴七物汤合小柴胡汤。

处方：

厚朴24g　炙甘草6g　生大黄6g　桂枝10g

生姜20g　大枣10g　枳实20g　柴胡24g

黄芩 10g　清半夏 10g　苍术 6g　党参 10g

3 剂，水煎服，日 1 剂。

3 日后其子微信诉服药热退，大便稀溏，便前腹痛，嗳气大减，进食有增，嘱大黄改为 4g，去苍术加生白术 30g。

再进 5 剂，症状续减，精神转佳，微信诉他无不适，唯夜间汗多，乏力，改以桂枝加大黄汤外合营卫，内通肠腑。

处方：

桂枝 10g　白芍 20g　生姜 15g　大枣 10g

炙甘草 6g　生大黄 6g

服药后大便不成形，自行减量大黄，大便软而无腹痛，汗出症解，纳谷如常，体力大增。

初服药前双下肢困乏沉重，每日不能下楼，现每天下楼两次，已能操持家务。食后仍稍腹胀，舌淡红，苔薄，脉象细滑。转以厚朴生姜半夏甘草人参汤收功，嘱患者清淡饮食，食粥自养。

且作《一剪梅》一首以记。

劳倦低热胃气伤，嗳气频频，纳谷不香。恶寒身痛腹如囊，输液无功，遑论灌肠。

形瘦脉浮面枯黄，虽经汗下，病在三阳。柴胡七物莫彷徨，三剂症解，再作粥养。

第十三节
方小药轻功效高，水郁发热用苓芍

李某，男，56 岁。高碑店人。因"发热一月"于 2013 年 5 月 8 日由老伴陪同到东直门医院本部就诊。

2011 年因发热于朝阳医院就诊，诊断为肺间质纤维化。给予静脉激素治疗，后改为口服激素美卓乐、环磷酰胺，后逐渐减量，现口服美卓乐 4mg 每天。

近一月来复发热，午后低热，无汗，体温最高 38℃，当地医院给予对乙酰氨基酚口服可退热，无恶寒，手指关节痛，胃脘胀满，嗳气、口和，无泛酸，大便溏，小便次频量少，活动后气短，咳嗽，纳可。舌胖暗，苔薄，脉左寸观细弦，右寸关细滑。

当时开方颇为踌躇，患者以发热为主诉，虽关节痛，但无恶寒，脉浮，头项强痛之太阳证，亦无口苦咽干、往来寒热之少阳证，亦无胃家实之阳明证。迟疑再三，开出处方：

茯苓 15g　苍术 10g　白芍 10g　生姜 15g

大枣 10g　炙甘草 6g　枳实 10g

7 剂

等晚上 6 点多看完所有患者，一学生问："老师，缘何该患者用桂枝去桂加茯苓白术汤？"当时我很惊讶，这是一个维吾尔族学生，本科生，竟能道出该方方名，看来对《伤寒论》还比较熟悉。

答曰："桂枝去桂加茯苓白术汤原文为服桂枝汤，或下之，仍头项强痛，翕翕发热，无汗，心下满微痛，小便不利者，桂枝去桂加茯苓白术汤主之。该患者服用过对乙酰氨基酚发汗，仍无汗，胃脘胀满与心下满微痛类似，小便不利，症状与桂枝去桂加茯苓白术汤条文非常相似，且脉左寸关偏弦，《金匮要略》说：脉偏弦者，饮也。综合以上，考虑患者为水饮内停导致的发热，到底是否如此，还需要看患者服药后反应。"

其实我也是第一次开此方，心中没有把握。不料 5 月 16 日于国际医疗部预约了七名患者，刚下二楼电梯，护士就迎上来，说一位患者强烈要求加号，是一位老人，诉服药后效果不错，还想再看，是外地的，就让护士给加了一个号。

等到进诊室一看病历，方知是上周看过的患者，老人诉服药效果很好，第 2 剂就热退，后一直没有发热，胃脘胀满消失，嗳气明显减轻，大便由原来一日 5～6 次，减少为 2～3 次，夜尿由原来 5～6 次，减少为 2 次，小便畅利，仍有咳嗽，活动后气短，手指关节疼，纳食可，下肢沉。舌胖暗，苔薄，脉寸关滑尺脉沉。

仍从水饮论治，寸关滑尺脉沉，下焦阳虚，水饮上乘，下肢沉，手关节疼，有类真武汤之"四肢沉重疼痛"，故以真武汤治疗，前方去枳实、大枣，加炮附片 6g。

桂枝去桂加茯苓白术汤历来医家有去桂与去芍还是干脆不去桂等争议。但多数医家意见还是强调尊重原文，且有不少用桂枝去桂加茯苓白术汤的验案。刘渡舟老师提出了苓桂剂与苓芍剂的观点，桂枝去桂加茯苓白术汤属于苓芍剂的一个，我十分赞同。

本患发热送用激素及解热镇痛药，与原文"服桂枝汤，或下之"类似，津液已伤，不能再用桂枝汤发汗，内有水饮，正符合桂枝去桂加茯苓白术汤方证特点，故用药热退，这也验证了后世学者水郁发热的说法确有道理。

第十四节
寸口沉迟病胸痹，多用瓜蒌薤白剂

瓜蒌薤白剂主要包括瓜蒌薤白白酒汤和瓜蒌薤白半夏汤，见于仲景《金匮要略·胸痹心痛短气病脉证治》"胸痹之病，喘息咳唾，胸背痛，短气，寸口脉沉而迟，关上小紧数，瓜蒌薤白白酒汤主之""胸痹不得卧，心痛彻背者，瓜蒌薤白半夏汤主之"，两个方子非常类似，仅一味药物之差，即瓜蒌薤白半夏汤为在瓜蒌薤白白酒汤基础上加了半夏，临床上如何使用瓜蒌薤白剂呢？我仅就个人经验谈谈一点浅见。

从病机而言，《金匮要略·胸痹心痛短气病脉证治》中云："夫脉当取太过不及，阳微阴弦，即胸痹而痛，所以然者，责其极虚也。今阳虚知在上焦，所以胸痹心痛者，以其阴弦故也。"这给出了胸痹心痛的基本病理改变，即上焦阳气不足，痰饮水湿上乘。瓜蒌薤白剂所治疗的胸痹心痛也是如此。

从症状而言，胸闷或胸痛是必有之症，轻者气短，重者喘息咳嗽，但痰量一般不多。患者多数怕冷，有不少患者手足凉。大便可以溏薄，也可以正常。从舌脉而言，一般舌体容易胖大，舌质可淡，或淡暗，苔腻，脉象特点寸脉沉，关尺滑或细滑，也可见弦脉。

至于瓜蒌薤白剂的临床应用要点，我个人认为第一要有胸闷或胸痛的主症，第二就是脉象，必须寸脉沉。《濒湖脉诀》上讲"寸沉痰郁水停胸"，寸脉独沉，说明上焦有痰饮。

而上焦有痰饮的原因为上焦阳虚，这即是阳微阴弦。瓜蒌薤白半夏汤中白酒个人常以桂枝代替，效果亦佳。瓜蒌薤白半夏汤为太阴方，常合并少阳见证。因上焦阳虚，可出现痰阻阳郁、四肢冷之少阳四逆散证，也可并见少阳火郁之小柴胡汤证。

上焦阳虚，血脉收引，且有痰湿，痰瘀容易交阻，故瓜蒌薤白剂易合并瘀血，此时个人习惯合用桂枝茯苓丸。

病案举例

李某，男，36岁。

初诊：2011年5月9日。

主诉：胸闷咳嗽气短3个月。

3个月前感冒后咳嗽，右胸胁不适，胸闷气短，于301医院查胸片、CT阴性，曾输液抗感染治疗。

刻下：时咳嗽，晨起痰黄，白昼痰白黏，胸闷气短，大便正常，日一行。手足冷。舌胖淡红，苔薄白，脉寸沉关尺细弦。

寸沉关尺细弦，胸闷气短，知痰阻上焦，瓜蒌薤白半夏汤证，手足冷，痰阻气郁，四逆散证。

处方：

瓜蒌皮15g 薤白10g 清半夏15g 柴胡10g

枳实10g 白芍10g 炙甘草6g

7剂

二诊：2011年5月18日。

胸闷气短明显改善，减六七成，仍有痰，色白质黏，大小便调，口和。舌胖淡，苔薄白，脉寸沉，关尺细弦。

药后症减，脉象依然，阳虚知在上焦，故加桂枝、生姜，通阳化饮。

瓜蒌皮15g 薤白10g 清半夏15g 柴胡10g

枳实10g 白芍10g 炙甘草6g 桂枝10g

生姜15g

7剂

三诊：2011年5月25日。

胸闷续减，仍有痰，量减，白黏，口和，大小便调。舌胖淡，苔根薄腻，脉寸偏沉、关尺细滑。

关尺转为细滑，痰饮渐减，苔根仍薄腻，前方加陈皮增强化痰之力。

瓜蒌皮 20g　薤白 10g　清半夏 15g　柴胡 10g

枳实 10g　白芍 10g　炙甘草 6g　桂枝 10g

生姜 15g　陈皮 10g

7 剂

四诊：2011 年 6 月 1 日。

痰已不黏，胸闷已，大便近 2 日日 2 行，不成形。舌淡，苔薄白，脉细滑。

胸闷已解，寸脉已不沉，再进前方巩固，并以六君子汤善后。

瓜蒌皮 15g　薤白 10g　清半夏 15g　柴胡 10g

枳实 10g　白芍 10g　炙甘草 6g　桂枝 10g

生姜 15g

7 剂，水煎服。

后以六君子丸调理。

半夏厚朴汤出自东汉张仲景《金匮要略·妇人杂病脉证并治》，原文为"妇人咽中如有炙脔，半夏厚朴汤主之"，《赤水玄珠》首载"梅核气"为"咽中如有炙脔"之病名，而非"炙脔气"；《医宗金鉴》云"所谓咽中如有炙脔也，俗名梅核气"，因此后世医家将半夏厚朴汤证称为梅核气证。

由于张仲景首论该方治疗妇人病，且梅核气妇人患病者多，因此后世医家多以此方治疗妇人梅核气，如《中医内科学》七版教材用其治疗痰气互结导致的郁证。而用此方治疗小儿疾病的文献报道相对较少。我在临床治疗小儿咳嗽时常用此方加减，疗效良好。下面就该方治疗小儿咳嗽之理法进行分析归纳。

一、小儿咳嗽的病因病机

小儿为稚阴稚阳之体，如旭日之东升，草木之方萌，生机蓬勃，发育迅速。但"稚阴未充，稚阳未长"，"脏腑娇嫩，形气未充"，肌肉柔脆，腠理疏松，五脏六腑气弱，尤其"肺常不足""脾常不足""肾常虚"，卫外机能不固，故发病容易，传变迅速，易寒易热，易虚易实。

中医病因分为外感六淫邪气、内伤饮食和情志，以及劳欲久病。对小儿而言，劳欲久病以及内伤情志比较少见。而外感六淫邪气以及内伤饮食是最常见两大病因，且二者相互影响。

由于生活水平的提高，目前小儿常常过食冰激凌、冰镇可乐等寒凉食物，损伤脾胃；或暴饮暴食，过食肉类、糖类等肥甘滋腻食物，伤及脾胃。脾胃受伤，运化失常，饮食停聚，痰湿食积内停。

痰湿上渍于肺，必定影响肺之宣发肃降，咳嗽乃生。且肺气失宣，卫气失于输布，卫外不固，易招致外邪侵袭，而加重咳嗽。因此很多小儿咳嗽既有咳嗽咳痰，又有流涕、喷嚏甚至恶寒发热等外感症状，即内有痰湿，外受风寒。

二、半夏厚朴汤适合外寒里饮之证

半夏厚朴汤在宋《太平惠民和剂局方》中又称之为"四七汤"，主治"喜、怒、悲、思、忧、恐、惊之气，结成痰涎，状如破絮；或如梅核，在咽喉之间，咯不出，咽不下，此七气所为也；或中脘痞满，气不舒快；或痰涎壅盛，上气喘急；或因痰饮中结，呕逆恶心"。自此以后医家多以半夏厚朴汤为治疗气郁痰结、交阻咽中所致的梅核气之方剂。

至清《医宗金鉴》对该方的主治和药物功效分析做出了解释："咽中如有炙脔，谓咽中有痰涎，如同炙脔，咯之不出，咽之不下者，即今之梅核气病也。此病得于七情郁气，凝涎而生。故用半夏、厚朴、生姜，辛以散结，苦以降逆；茯苓佐半夏，以利饮行涎；紫苏芳香，以宣通郁气，俾气舒涎去，病自愈矣。此证男人亦有，不独妇人也。"书中虽然提到半夏厚朴汤不仅妇人可用，男子亦可用，但按其论述不难看出，仍坚持半夏厚朴汤主治气郁痰凝之梅核气，且以女性多见。

分析半夏厚朴汤组方特点，方中半夏化痰散结，降逆和胃，厚朴味苦温，下气除满，助半夏以散结降逆，两药为伍，一行气滞，行气开郁，一化痰结，痰顺气消。茯苓为甘淡之品，渗湿健脾，助半夏以化痰；生姜辛温，解表散寒，温肺化饮；苏叶辛温芳香，发表散寒，理气和营。全方不仅行气散结，降逆化痰，还因有苏叶、生姜辛温之品，故可散寒解表。

当代伤寒大家胡希恕先生认为该方为太阳太阴合病之方，适合外邪里饮证，是对本方以方测证的认识，笔者深以为然。《医宗金鉴》亦云"盖因内伤七情，外伤寒冷所致，宜用金匮半夏厚朴汤主之"，认为除以上内伤因素外，还有外感寒邪因素，亦是从一个侧面对半夏厚朴汤适合外寒里饮观点之支持。因此单纯从情绪抑郁、肝气郁滞、痰凝气滞来理解半夏厚朴汤有失片面。

若按此观点，小儿患者因情绪因素很少，半夏厚朴汤应用机会就不多。而若从外邪里饮角度看待半夏厚朴汤，则小儿感受外邪，内伤饮食之病因十分多见，内有痰湿，外感风寒常常发生，那么半夏厚朴汤就大有用武之地。

三、半夏厚朴汤治疗小儿咳嗽的应用特点

既然小儿咳嗽多由于内有痰湿停滞，外受风寒侵袭，而半夏厚朴汤的适应证恰好为外寒里饮，因此应用半夏厚朴汤治疗小儿咳嗽当非常恰当。学术界多以小儿咳嗽为食积咳嗽，治疗采用保和丸加减者报道甚多。保和丸中有二陈汤燥湿化痰，神曲、山楂、麦芽消食导滞，连翘清热。

试用于食积化热之咳嗽，常见咳嗽，痰声辘辘，口臭，嗳腐等，本方无解表之品，因此若兼有表证则本方不宜。半夏厚朴汤治疗之咳嗽，多为咽中有痰而难出，或时时清嗓，大便正常或溏薄，可伴有流涕、喷嚏等外感症状，若无外感症状，可将方中苏叶易为苏子，加强化痰之力。临证中，单纯太阳与太阴合病的半夏厚朴证少见，常常与他经合病。

太阳表虚甚者：若兼有面色淡白，易汗出，恶风恶寒，口中和，此太阳表虚，此时若单纯应用半夏厚朴汤，表虚不解，常感外邪，引动内饮，病情反复发作。故当调和营卫以固表，我常合用桂枝汤加厚朴杏子汤。

太阴里虚甚者：若有面色㿠白，鼻头发青，纳食量少，大便溏薄，时有腹痛，此太阴脾虚，笔者常合用甘草干姜汤，症状轻者亦可合用四君子汤。

兼见阳明：若痰黏难咯出，兼有盗汗，按照《伤寒论》第201条"阳明病，脉浮而紧者，必潮热，发作有时。但浮者，必盗汗出"，是有阳明里热，笔者常加石膏，此多为痰湿内停化热所致，此与保和丸之加连翘有异曲同工之妙。

若伴发热汗出，遇风咳嗽者，此表邪未解，又有里热，可在半夏厚朴汤基础上可合用麻杏石甘汤。若有鼻头偏红，口臭口干，大便偏干，舌苔厚腻，脉象偏滑或沉的阳明腑实证，加用酒大黄或生大黄少许。

兼见少阳：若咽痛发热，不思饮食，口苦咽干，是太阳外邪未解，内传少阳，可在半夏厚朴汤基础上，合用小柴胡汤。若伴见口干口苦，大便干结，此是兼见少阳阳明之证，可在半夏厚朴汤基础上合用大柴胡汤（即大柴朴汤）。

另外，小儿咳嗽病机属肺失宣降，常加桔梗、杏仁或桔梗、炒枳壳宣降肺气，不致痰气郁闭；咽痛舌红，吞咽加剧，查体扁桃体肿大者，加用桔梗、连翘等。另小儿痰饮食积常常兼夹，故于方中常加焦神曲、焦山楂等消导之品以消食导滞。

病案举例：

李某，女，3 岁。2014 年 1 月 29 日就诊。

主诉咳嗽半年。半年来咳嗽，于首都儿科研究所诊断为过敏性鼻炎，支气管哮喘，现口服开瑞坦，顺尔宁。

刻下：咳嗽，咽中有痰，难以咳出，流鼻涕，清涕、黄涕均有，大便正常，汗多，舌边尖红，苔薄白，脉滑。

中医诊断：咳嗽（太阳太阴阳明合病）。

西医诊断：过敏性鼻炎。

治法：疏风化痰，清解里热。

方药：半夏厚朴汤加味。

清半夏 10g　厚朴 6g　苏叶 6g　生姜 10g

茯苓 10g　辛夷 5g　生石膏 20g　桔梗 6g

炙杷叶 6g　焦神曲 10g

免煎颗粒，温水冲服，早晚各 1 次。1 周后咳嗽减轻，停服西药，再进两周，咳嗽、流涕均止。